高齢者歯科の
医療事故防止
── 適切な対応とは何か ──

編集／羽村 章　安藤文人

一般財団法人　口腔保健協会

序文

　第二次世界大戦後，日本の高齢者人口は増加し続けています．総人口に占める高齢者人口の割合は，昭和25年（1950年）ではわずか4.9％でしたが，平成29年（2017年）には27.7％となっており，日本人の四分の一以上が高齢者となっています．その中で75歳以上の割合は，1.3％から13.8％に増加しており，高齢者の半分は後期高齢者です．総人口が減少している現状でも，高齢者人口は暫く増加すると予測されています．そして，昭和62年（1987年）に僅か7％であった80歳で20本以上の歯を保っている人は，平成28年（2016年）では51.2％となり，この30年ほどで自分の歯をもつ高齢者は急激に増加しています．すなわち，自分の歯をもつ高齢者が増えていることは，歯科診療の機会をもつ高齢者も増えていることになります．厚生労働省の患者調査によれば，歯科患者に占める高齢歯科患者の割合は，昭和59年（1984年）では10.5％であったのが，平成26年（2014年）には40.9％に増加しています．高齢歯科患者の増加の原因は，その他にも，歯や口の健康と全身の健康には密接な関係があることが広く知られてきたことも挙げられます．歯周病と糖尿病そして心疾患や動脈硬化，認知症との関連などは，高齢者が定期的に歯科通院するきっかけになっていると考えられます．さらに口から食べることは，十分な栄養を得るために必要不可欠であり，健康寿命の延伸に非常に重要であることも周知されてきました．

　高齢者人口の増加は，歯科診療の受療形態も大きく変えました．従来，地域医療に貢献している開業歯科医院では外来診療が中心でしたが，要介護高齢者の患家や施設に訪れて歯科診療を行う機会も増えています．それも義歯修理などの応急処置のために訪れる往診ではなく，計画的に口腔健康維持のために行う訪問歯科診療が主体となっています．訪問歯科診療は，安全管理のための十分な設備が望めない環境で行います．老化による心身そして環境の変化は，高齢者の歯科診療時に不測の事態が生じる可能性が高くなっていることを意味します．

　安心・安全に歯科診療を行うことは，患者や家族そして歯科医療者にとって当然のことであり，高齢歯科患者は若年者よりも事故発生のリスクが大きいことは，歯科医療者は常に意識していると思います．本書は高齢者の特徴を踏まえて，医療安全に関する知識や事故を防ぐ，そして，もしもの時に必要な具体的な対策が書かれています．多くの歯科医療者が本書を活用し，安心・安全な歯科診療の一助としていただければ幸いです．

　平成30年9月

羽村　　章

安藤　文人

目 次

第 1 章 高齢者の医療安全上の問題点

❶ 医療事故の実態 ──────────── 羽村 章 2

  1. 医療事故の定義／2   **2.** 医療事故の収集・分析事業／3

  3. 高齢者の歯科医療事故の実態／4   **4.** まとめ／6

❷ 老化と歯科医療の安全 ──────────── 羽村 章 9

  1. 生理的老化と病的老化／9   **2.** 高齢者の多様性／10

  3. 高齢者総合機能評価（CGA　Comprehensive Geriatric Assessment／10

  4. 高齢者に特徴的な病的状態（老年症候群）／12   **5.** まとめ／14

❸ 高齢者と法令・情報 ──────────── 尾崎哲則 16

  1. 責任能力と医療／16   **2.** 高齢者施設／17

  3. 個人情報と高齢者／20   **4.** 高齢者への医療情報の提供／23

第 2 章 高齢者が来院したら

❶ 医療面接 ──────────── 須田牧夫 26

  1. 医療面接時の対応／26   **2.** 医療面接で得たい情報／29

❷ 対診の仕方 ──────────── 須田牧夫 32

  1. 何を聞くか／32   **2.** 可能な限りわかりやすい歯科用語を使用する／32

  3. 書面にて行う／32

❸ 認知症患者への対応 ──────────── 平野浩彦 34

  1. 認知症施策推進総合戦略（新オレンジプラン）から見える歯科医師の役割／34

  2. 歯科対応を円滑に行うために：認知症への理解／35

❹ 薬剤関連の確認 ──────────── 田中 彰 41

  1. 高齢者における薬物動態の変化と有害事象／41

  2. 日常臨床における薬物処方と有害事象／41

  3. 相互作用を考慮すべき薬物／44   **4.** 確認が必要な処方薬／46

  5. 処方時の注意事項／47

第3章　治療時に注意すべき事項

❶ 歯科治療 ──────────────────── 髙井良招　52

    1. 診療台への移乗と診療体位／52　　**2.** 器具による軟組織損傷／52

    3. 歯の破折や脱臼／53　　**4.** 器具破損による周囲組織の損傷／53

    5. 試適物，除去物や器具の誤嚥／53　　**6.** 顎関節脱臼／53

    7. 皮下気腫と皮下血腫／53　　**8.** 骨折／54

❷ 全身状態 ──────────────────── 深山治久　55

    1. 腎機能低下（人工透析）／55　　**2.** 糖尿病（低血糖，高血糖）／58

    3. 心疾患（高血圧症，虚血性心疾患）／60　　**4.** 感染（細菌）性心内膜炎／64

    5. ペースメーカ装着者（電気メスの使用，電磁干渉，電子機器）／65

❸ 容体急変・救急・蘇生 ──────────────── 石垣佳希　67

    1. 意識障害／67　　**2.** 意識消失／68　　**3.** 心停止／70　　**4.** 気道関連／72

❹ アナファイラキシー ──────────────── 小林清佳　74

    1. アナフィラキシーについて／74

    2. 医療現場のアナフィラキシーとリスクの把握／74

    3. アナフィラキシー，アナフィラキシーショックへの対応／75

    4. アドレナリンの投与方法／75

    5. アナフィラキシーの臨床所見／76　　**6.** 歯科医院での対応／76

    7. アドレナリン製剤の配備／78

❺ 歯科訪問診療における感染予防 ──────────── 須田牧夫　79

    1. 歯科処置時に注意が必要な感染症／80

    2. 歯科訪問診療時（在宅，施設など）に注意が必要な感染症や病原体／82

❻ 高齢者の抑制 ──────────────────── 須田牧夫　83

    1. 医療現場での抑制／83　　**2.** 高齢者に対する抑制／84

    3. 高齢者のせん妄とは／87

❼ 医療事故調査制度 ──────────────── 小林清佳　89

    1. 医療事故調査制度について／89

    2. 医療事故調査制度による調査の進め方／91

    3. 医療事故調査制度の考え方／92　　**4.** 異状死の届け出との関連／92

COLUMN 患者はいつでも咳で危険を教えてくれるとは限らない ── 髙橋一也　93

COLUMN 緊急時の記録 ──────────────── 小林清佳　94

第4章　事例と予防策

❶ 臨床手技 ————————————————— 髙橋一也　98

   1. 印象時に患者が激しく咳き込んだ／98

   2. 精密印象時に個人トレーが外れなくなってしまった／100

   3. リライニング時に部分床義歯が外れなくなってしまった／102

   4. 歯肉退縮者のスケーリング後，知覚過敏が出現した／104

   5. 浸潤麻酔をうまく奏功させられず，患者が不穏となった／106

❷ 周囲組織の損傷 ————————————————— 髙井良招　108

   1. エアータービンにより舌の裂傷を起こしてしまった／108

   2. エアータービンにより皮下気腫を起こしてしまった／110

   3. 抜歯後出血を起こしてしまった／112

❸ 誤飲・誤嚥 ————————————————— 安藤文人　114

   1. 認知症患者が義歯を誤嚥してしまった／114

   2. クラウン撤去時にクラウンを誤飲してしまった／116

   3. 高齢者が根管治療時にファイルを飲んでしまった／118

   4. 治療中に飲んだ土台が原因で手術になったと言われた／120

   5. 一本義歯の調整をしていたが飲み込ませてしまった／122

❹ 投　薬 ————————————————— 田中　彰　124

   1. 鎮痛薬を重複処方してしまい，消化性潰瘍が発現した／124

   2. ワルファリン服薬中，抜歯を行い，後出血が発現した／126

   3. お薬手帳にBP製剤の処方歴がない患者の抜歯で顎骨壊死が発症／128

   4. 抗菌薬の服薬指示を守れなかった患者が重症化して再来院した／130

❺ 全身管理と急変 ————————————————— 深山治久　132

   1. 患者が突然返事をしなくなった／132

   2. クラウンを見失った．患者が突然，喉を両手でつかんだ／134

   3. 歯石の除去中，モニタ機器のアラームが鳴った／136

❻ 診療補助・介助 ————————————————— 下山和弘　138

   1. 車椅子での移動時，患者の足が車椅子に巻き込まれそうになった／138

   2. 患者を車椅子から診療台に移乗させるとき，転倒させてしまった／140

   3. パーキンソン病患者が診療室で歩行中に転倒してしまった／142

   4. 水平位から座位に体位を変換したとき患者がめまいを訴えた／144

   5. 診療補助中に歯科衛生士がアルツハイマー病患者に殴られた／146

❼ スキンテア（皮膚裂傷） ────────────────── 小林清佳　148

　1. 歯科治療後の患者にスキンテア（皮膚裂傷）が起きた／148

❽ 説明と同意 ────────────────────── 安藤文人　150

　1. 患者が治療方法を理解していなかった／150

　2. 認知症の疑いのある患者への説明と同意／152

　3. 診療に関係ない人がついてくる／154

❾ 抑　制 ──────────────────────── 須田牧夫　156

　1. 局所麻酔時、認知症患者の身体を固定しようとして殴られた／156

❿ 接　遇 ──────────────────────── 小林清佳　158

　1. 耳の遠い患者との意思疎通に苦慮した／158

　2. 患者が予約を取り違えて来院した／160

　3. 認知症患者の行動に対応困難であった／162

⓫ 社会的な事柄と問題 ──────────────── 尾崎哲則　164

　1. 診療についての代諾を家族にもらったが，本人が治療を拒否した／164

　2. 高齢患者の自由診療の診療代の支払いを家族が拒否した／166

　3. 生活保護の高齢患者が来院した／168

　4. 何日も風呂に入っていないような不潔な高齢者が来院した／170

⓬ 在宅診療 ────────────────────── 石田　瞭　172

　1. 在宅酸素療法中の患者居室でボヤを起こしてしまった／172

　2. 寝たきり患者がシリコーン適合試験材を誤飲・誤嚥した／174

　3. 含嗽時の誤嚥により，肺炎を発症してしまった／175

　4. ベット上寝たきり患者の姿勢変化時に意識喪失を引き起こした／176

　5. 嚥下内視鏡検査（VE）時に突然，患者が意識消失してしまった／177

⓭ 災害時の歯科診療 ───────────────── 足立了平　178

　1. 災害発生後，施設入所の患者が肺炎で死亡してしまった／178

　2. 避難所の巡回診療で被災者が口をあけてくれない／180

　3. 未明の地震のため義歯を持ち出すことができなかった／182

　4. 口腔がん術後の患者が避難所の食事でむせてしまった／184

索　引 ──────────────────────────── 186

第 **1** 章

高齢者の
医療安全上の問題点

1 医療事故の実態

　抜歯や支台形成などのように，歯科診療の多くは身体への侵襲を伴う．さらに，日常生活病の要素が大きい歯科疾患の治療そして予防では，時として自身の生活をさらけ出すような質問に答える必要がある．さらに，大きな口を開けて普段は人前にさらけ出すことのない口の中を歯科医療者に見せなければならない．そして，過去に痛みのある治療を経験していることがあれば，なおさら精神的な侵襲も伴う．身体そして精神的侵襲は，診療室内での人身事故の引き金となる．自身の歯をもつ高齢者が増加し歯科診療機会が増えている現状で，環境の変化に適応する能力が低下することもあり，診療室内で不測の事態に陥るケースが今後増加すると考えられる．日常歯科診療では死亡事故に至るケースは少ない，という理由で医療安全への取り組みをおろそかにしてはならない．死亡事故だけではなく，医療事故は患者そして家族など周りにいる人だけでなく，関係した医療者も苦しめることになる．

　ここでは，高齢者の歯科医療事故の実態，そして，高齢者特有の歯科医療事故の原因について述べる．

1. 医療事故の定義

　「医療事故」という言葉には二つの意味がある．一つは，医療の現場で発生した人身事故全てを意味する場合と，もう一つは医療に起因した死亡事故を意味するものである．前者は厚生労働省リスクマネージメントマニュアル作成指針における定義（表1）[1]であり，後者は医療法第6条の10で定義され医療事故調査制度で用いられている（表2）[2]．通常私たちが日常歯科臨床で用いている「医療事故」は，死亡事故には限らない人身事故全般を意味していることが多いので，この本でも「医療事故＝人身事故全般」として用いる．その他，インシデントなどの医療安全で用いる言葉の定義については，表3に記す．

　医療事故調査制度は平成26（2014）年6月18日に成立した医療法の改正に盛り込まれた制度であり，医療法という法律で定義されている「医療事故」のもつ意味は非常に重いものである．今後，用語の意味が異なることによる混乱を避けるためにも，医療事故は医療法に準じて用いることがよいと考える．私たちが日常用いている「医療事故」は「医療有害事象」もしくは「アクシデント」と言い換えたほうがよいかもしれない．

表 1　医療事故（厚生労働省リスクマネージメントマニュアル作成指針の定義）

医療に関わる場所で医療の全過程に於いて発生するすべての人身事故で，ア．死亡，生命の危機，病状の悪化等身体的被害及び苦痛，不安等の精神的被害が生じた場合，イ．患者が廊下で転倒し，負傷した事例の様に，医療行為とは直接関係しない場合，ウ．患者についてだけでなく医療従事者の過誤，過失は問わない

表 2　医療事故（医療法第 6 条の 10 の定義）

当該病院等に勤務する医療従事者が提供した医療に起因し，又は起因すると思われる死亡又は死産であって，当該管理者が当該死亡又は死産を予期しなかったものとして厚生労働省令で定めるもの

表 3　医療安全で用いられる言葉の定義

・**インシデント（ヒヤリ・ハット）**：日常診療の場で誤った医療行為などが患者に施される前に発見されたもの，あるいは誤った医療行為などが実施されたが結果として患者に影響を及ぼすに至らなかったもの
・**アクシデント（医療有害事象）**：一般的な医療に関する事故
・**医療過誤**：過失によって生じたインシデントやアクシデントであり，その医療行為や医療環境等では医療有害事象が発生することが予測できたにもかかわらず，医療有害事象を回避する手立てをとらなかった場合に使われる言葉

2. 医療事故の収集・分析事業

　患者の安全を守るために歯科医療機関の管理者は，管理指針を作成して管理体制を確立し，医療機関内で発生した事故の報告体制と事故を未然に防ぐための安全管理体制そして職員への教育などが医療法にて義務づけられている．医療事故が発生した場合，その医療機関において院内調査を行い，調査結果を第三者機関に報告する．第三者機関は収集された事例を分析して改善策を提案することにより，医療事故の再発防止に役立っている．

　歯科医療事故の実態調査と報告は，歯科学術誌や歯科情報誌などでときどきみられるが[3-6]，その情報源は地区歯科医師会会員へのアンケートやメディアの報道であり，再発防止策の提案などを継続的に行っている組織は，一般社団法人日本医療安全調査機構（以下，医療安全調査機構と略す）[7] と公益財団法人日本医療機能評価機構（以下，医療機能評価機構と略す）[8] の 2 法人に限られている．

　死亡事故については，平成 27（2015）年から医療安全調査機構の医療事故調査・支援センターへ事故後に遅滞なく発生報告を行うことと，院内調査終了後に事故調査結果を報告することが共に医療事故調査制度で義務づけられている．医療安全調査機構のホームページ[7] には，死亡事故が発生した時の調査手順や，死亡事故の情報，再発

防止に向けた提言，そして，死亡事故調査の研修のお知らせなど，多くの情報が公表されている．

インシデント事例の収集と分析そして再発防止策の広報は，医療機能評価機構の医療事故情報収集等事業で平成16（2004）年から行われている．収集され分析された事例は医療機能評価機構のホームページ[8]において公表されている．また，報告書（4回/年）や年報（1回/年）そして医療安全情報（1回/月）も作成されて，同じく公表されている．さらに，報告の質を高めることを目的として，参加医療機関を対象に，医療事故分析手法を学ぶ演習を中心とした研修会も開催されている．現状では，国立病院，大学附属病院，特定機能病院にはインシデント事例の報告が義務づけられているが，他の病院や診療所では報告の義務は課されていない．現在，報告義務対象医療機関は276カ所，参加登録申請医療機関773カ所に及んでいる．ただし，日本にある医療機関数約1万8千カ所に比較すると非常に少なく，ましては約7万カ所ある歯科診療所の内この事業に参加しているのは，数えるほどしかないのが現状である．歯科医療事故を未然に防ぐためにも，多くの歯科診療所がこの事業に参加することが望ましい．

一方で，使用した医薬品や診療機器による副作用があった場合には，状況により厚生労働大臣に報告しなければならない．医薬品，医療機器等の品質，有効性及び安全性の確保等に関する法律第68の10第2項は，「医薬品，医療機器又は再生医療等製品について，当該品目の副作用その他の事由によるものと疑われる疾病，障害若しくは死亡の発生又は当該品目の使用によるものと疑われる感染症の発生に関する事項を知った場合において，保健衛生上の危害の発生又は拡大を防止するため必要があると認めるときは，その旨を厚生労働大臣に報告しなければならない」と規定しているので，歯科診療所の開設者および管理者は留意する必要がある．

3. 高齢者の歯科医療事故の実態

医療事故調査・支援センター平成29年（2017）年報〈事業報告〉によれば，医療安全調査機構が発足した2015年10月から2017年12月末までに，歯科もしくは歯科口腔外科治療中に発生した死亡事故は全857件中6件であった．死亡事故全例で高齢者の占める割合は多いものの，歯科事例はまだ少ないため，高齢者特有の歯科医療による死亡事故例の実態について詳しく述べる段階ではないと思われる．ただし，再発防止に向けた提言の一つである「注射剤によるアナフィラキシーに係る死亡事例の分析」では，60歳代の男性患者の抜歯に使用した麻酔剤と考えられるアナフィラキシーの1事例が掲載されている．

一般歯科診療に関するインシデント事例の収集と分析については，医療事故情報収

① 医療事故の実態 5

表 4　歯科治療中に異物を誤飲・誤嚥した事例　概要

事例の概要	件数	事例の概要	件数
部位間違い	57	**誤飲・誤嚥**	30
誤抜歯	44	補綴装置・歯冠修復物	15
抜歯以外の処置	13	歯科用医療機器・歯科材料	13
		歯	2
治療に伴う合併症・偶発症など	32	**異物残存**	13
皮下気腫	7		
抜歯時の歯根残存	5	**器具等による切創**	8
出血	3		
縦隔気腫	2	**器具等による熱傷**	5
咬合調整による偶発症	2		
上顎洞への歯の迷入	2	**その他**	10
下顎への歯の迷入	2		
髄床底への穿孔	2		
骨折による咬合不全	1		
薬剤によるアナフィラキシー様反応	1		
薬剤性の炎症	1		
知覚・味覚麻痺	1		
軟口蓋の腫脹	1		
上顎洞へのインプラントの穿孔	1		
インプラント植立時の位置異常	1	合　計	155

集等事業の第 47 回報告書[9] に詳しく掲載されている．この報告によると，2011 年 1 月から 2016 年 9 月までの歯科診療におけるインシデントは 155 事例であった．これらの事例は，転倒・転落など歯科治療中以外に発生した事例，そして，顎骨や顎関節，頸部の口腔外科手術や処置に関する事例を除いて，一般歯科治療のインシデントに限ってのものである．表 4 にはこの 155 事例の内訳を示している．すなわち，抜歯などの部位間違いの事例が 57 件と最も多く，治療に伴う合併症・偶発症などが 32 件，誤飲・誤嚥の事例が 30 件であった．抜歯などの部位間違いについては，同事業発足以来多発しており，一般歯科診療で最も多いインシデントであることから，繰り返し注意喚起されている．しかし，患者の年齢には関連性はなく，高齢者特有の医療事故とはいえない．一方で，誤飲・誤嚥事例 30 件の分析では患者の年齢は 70 歳代，80 歳代が最も多く（図 1），高齢であることがリスクの一つとして挙げられている．なお，誤飲・誤嚥した異物が見つかった部位を集計したところ，胃が 11 件，気管支が 8 件などであった（図 2）．気道に異物が入ることは，窒息の危険もさることながら近い将来の肺炎を必ず予見させる．高齢者にとっては死亡事故に繋がる重大なアクシデントと考えてもよい状況である．老人福祉施設などでの介護事故で，誤嚥は非常に多く報告[10] されていること，さらに，窒息が不慮の事故での死亡原因で最も多い[11, 12] ことからも，

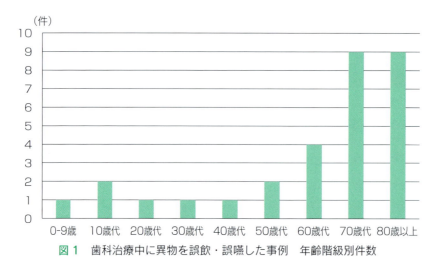

図1 歯科治療中に異物を誤飲・誤嚥した事例 年齢階級別件数

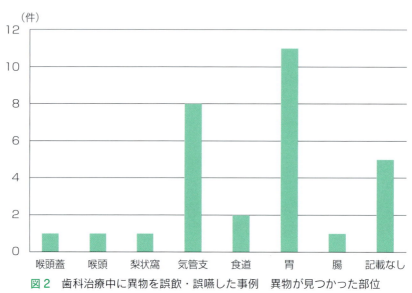

図2 歯科治療中に異物を誤飲・誤嚥した事例 異物が見つかった部位

高齢者の歯科治療で最も注意すべきインシデントは誤嚥であると考える．

4．まとめ

　本項で高齢者歯科診療に最も関連するインシデントは，誤嚥とした．介護の場に出向く訪問歯科診療ではそのリスクは高まると考えられる．また，家庭内事故や不慮の事故では転倒や転落が多いことは[12]，歯科診療所での転倒・転落事故を予想させる．しかし，現状ではインシデントの収集・分析のために登録している歯科診療所は非常に少なく，一般歯科診療のインシデント実態を十分に反映されているかどうか，確証

は得られない．できるだけ早い時期に，多くの歯科診療所が医療事故情報収集等事業に参加することが望まれる．さらに，厚生労働科学研究費補助金 地域医療基盤開発推進研究事業の「歯科診療所における恒常的な医療安全管理の基盤構築に関する研究」[13]では，訪問歯科診療を含む一般歯科治療におけるインシデントの収集・分析・提供のためのモデルシステム構築を試みている．インターネットを活用しているこのようなシステムが早く一般化されて，日常歯科臨床で遭遇する可能性の高いインシデント情報を提供することにより，安心・安全な歯科医療に役立ててほしいと思う．

　歯科医療事故の調査研究の中には，予備力が低下して複数の疾患をもつことが多い高齢者での医療事故として注意が必要なインシデントである，重篤なショックや心肺停止が高齢者で多いとの報告もある[4]．これらは死亡事故に直結するインシデントであることから，歯科診療中の全身管理についての情報提供や教育は広く行き渡っており，現状では十分に注意を払って診療していると思う．その結果がインシデント情報には表れていないと考えられるが，実態としては不明である．日常歯科臨床におけるインシデント収集が恒常化されて初めて，高齢者の医療事故の実態が明らかになると思われる．

（羽村　章）

文　献

1)　厚生労働省リスクマネージメントマニュアル作成指針. https://www.mhlw.go.jp/www1/topics/sisin/tp1102-1_12.html（2018 年 4 月現在）

2)　厚生労働省　第 6 回医療事故調査制度の施行に係る検討会　資料. https://www.mhlw.go.jp/stf/shingi2/0000075216.html（2018 年 4 月現在）

3)　伊藤　寛ほか：歯科治療に関連した重篤なショック，心肺停止報告 200 例の検討. 蘇生 24(2)：82-87, 2005.

4)　中島　丘ほか：高齢者歯科医療におけるインシデントとアクシデントの収集. 老年歯学 24：366-373, 2010.

5)　加来洋子ほか：報道機関紙（誌）が取り上げた歯科医療事故について―過去 34 年間（1980～2013）の集計から―. 日本歯科医史学会会誌 30(4)：406-419, 2014.

6)　ファーストナビ歯科医師，歯科医師が当事者となった医療事故. https://dentist.firstnavi.jp/contents/accident_1/（2018 年 4 月現在）

7)　一般社団法人 日本医療安全調査機構（医療事故調査・支援センター）. https://www.medsafe.or.jp/（2018 年 4 月現在）

8)　公益財団法人 日本医療機能評価機構　医療事故情報収集等事業. http://www.med-safe.jp/（2018 年 4 月現在）

9)　公益財団法人 日本医療機能評価機構：歯科治療中に異物を誤飲・誤嚥した事例，医療事故情報収集等事業 第 47 回報告書（2016 年 7 月～9 月）. 140-152, 2016.

10)　三菱総合研究所：平成 20 年度厚生労働省老人保健事業推進費等補助金（老人保健健康増進等事業分）高齢者介護施設における介護事故の実態及び対応策のあり方に関する調査研究事業 報告書. 95-100, 2009.

8   第 1 章   高齢者の医療安全上の問題点

11) 厚生労働省：不慮の事故による死亡の年次推移（2）主な不慮の事故の種類別にみた死亡数の年次推移．http://www.mhlw.go.jp/toukei/saikin/hw/jinkou/tokusyu/furyo10/01.html（2018 年 4 月現在）
12) 人口動態統計年報主要統計表「死因簡単分類別にみた性別死亡数・死亡率（人口 10 万対）」（平成 28 年）．https://www.mhlw.go.jp/toukei/saikin/hw/jinkou/kakutei16/dl/11_h7.pdf（2018 年 4 月現在）
13) 研究代表者 森崎市冶郎：平成 26 年度厚生労働科学研究費補助金　地域医療基盤開発推進研究事業「歯科診療所における恒常的な医療安全管理の基盤構築に関する研究」．http://mhlw-grants.niph.go.jp/niph/search/NIDD00.do?resrchNum=201520011A（2018 年 4 月現在）

2 老化と歯科医療の安全

　老化とは，成熟期以降に加齢と共に低下する心身機能により死に至るまでの過程を意味する．そのため老化の特徴として，誰にでも生じ（普遍性），不可逆的に進行し（進行性），遺伝的にプログラムされ（内在性），そして，生命維持に不利益な現象（有害性）であるとされている．一方で，加齢とは，生まれてから死ぬまで時間の経過と共に生じるすべての過程を意味している．

　この項では，有害性がある老化が影響する歯科医療事故を防ぐために理解すべきことを述べる．

1．生理的老化と病的老化

　ヒトが成熟する30歳以降，齢を重ねると共に生理機能が低下していく．これを生理的老化といい，臨床的には顕著な病的兆候を示さない．一方で，治療が必要な病的状態が生じる老化を，病的老化という．例えば骨密度は，20～30歳代で最大値に達し，その後加齢とともに徐々に低下していくので，これは生理的老化である．一方で骨粗鬆症のレベルを超える骨密度の低下は，病的老化とみなされる．ただし，生理的老化と病的老化の判断基準は非常に曖昧であるので，顕著な臨床症状がないものを生理的老化，病的な臨床症状を呈するものを病的老化と考えるのが一般的である．

　加齢による生理機能の変化は，「Shockによる加齢に伴う生体機能の変化の図」でしばしば説明されている[1,2]（図1）．1970年代に発表されたこの考えは，30歳の平均値

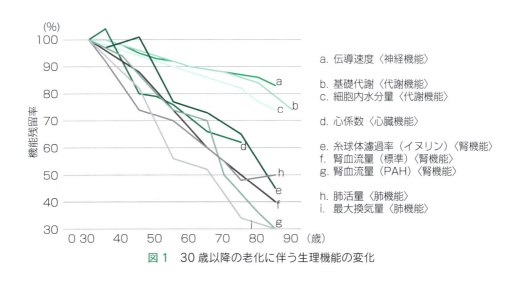

図1　30歳以降の老化に伴う生理機能の変化

を 100%として，各臓器の生理的機能の諸指標が加齢によりどのように変化しているかを示している．全ての機能は加齢に従い低下しているが，臓器によってその低下の具合は異なる．実は，この図は必ずしも正しくないことが指摘されている．病的老化があっても対象者としている研究結果から導き出している図だからである[2]．例えば，安静時の心拍出量は加齢による変化はないことが知られているが，この図では加齢に従い著しく低下している．循環器疾患をもつ高齢者も研究対象者として入っているからである．この図を提示する意図は，個々の臓器では，生理的老化により機能や形態が変化したところに，病的要因が加わり疾患が生じ，その結果，機能が著しく低下することを読み取って欲しいからである．そして，高齢者は負荷に対する反応性（予備能力の低下）が安静時機能の低下よりも大きく表れる．前述のように安静時の心拍出量の変化はわずかだが，運動時の拍出量は大きく低下する．また，空腹時血糖の加齢変化はほとんどないが，食後血糖は加齢により増加する．表 1 には，歯科診療に関係すると考えられる加齢変化を示した．

2. 高齢者の多様性

　同じ 80 歳の高齢者でも，見た目が若くて活動的な人もいるし，年相応もしくはより年を取って見える外観の人もいる．何故，固体により老化は多様なのだろうか？考えられる理由はいくつかあるが，生理的老化の速度は個体により異なること，病的老化により身体状況が大きく変化すること，そして，精神・心理的問題や家庭・社会の問題が重なり合うことが原因だといえる．高齢者特有の精神・心理状態は，高齢期に生じる喪失，精神機能の低下，多発する身体疾患，などの要因から生じると考えられる．老化や病気による自身の健康，定年退職や家業からの引退による経済的基盤と社会的役割，配偶者や友人の死や病気による人との繋がり，将来への不安から生きる目的や生きがい，そして，最終的には自分の命が高齢期に失われていく．脳の老化は記銘力や学習能力の低下などを引き起こし，身体にはさまざまな疾患をもつことになる．同居家族が少ない現代では，仕事を引退した後に老夫婦二人で，もしくは独居での長い生活が待っている．仕事を引退してから死ぬまでの長期間，高齢者を支える制度はあるが，多くの高齢者は自分の将来に不安をもっている[4]．歯科診療の場で，高齢者のもつ多様性と問題点を把握しておくことは，患者や家族への対応に役立つため，身体の老化だけでなく他の問題についても知識をもつ必要がある．

3. 高齢者総合機能評価 (CGA Comprehensive Geriatric Assessment)

　高齢者の多様性を把握するために，高齢者総合機能評価（CGA）がある[5]．すでに，医師国家試験出題基準では必修の基本的事項に組み込まれているため，現在の医学生

2　老化と歯科医療の安全

表1　歯科診療に関係する加齢変化

	主な加齢変化	歯科診療との関連
外的変化	・体内の水分量が低下や体重の減少による容貌の変化	審美的要件の変化
脳神経	・神経細胞の減少と伝達速度の遅延により運動機能が低下する ・神経伝達物質が変化し，うつ傾向になりやすい	転倒，骨折の危険 不定愁訴など
視力	・水晶体の調節機能が低下し，瞳孔の反応速度や網膜の動きの鈍麻	診療室と外の明るさの変化
聴力	・聴覚神経路の老化により聴力が低下し，高い音が聞こえにくくなる	人の言葉や電話の声が聴き難い
臭覚・味覚・触覚	・味覚の低下して濃い味付けを好む ・温度や痛み，触覚が鈍麻する	相対的に塩分と糖分摂取量が増加 環境の変化に気が付かない
体温調節機能	・体温調節機能の低下	冷え性や熱中症の危険
内分泌	・メラトニンの減少による睡眠障害を生じる ・女性は閉経により更年期障害や骨粗鬆症が発症しやすい ・男性はホルモンの変化による性的機能障害	体調不良になりやすい MRONJ の危険 抑うつ状態
血液・免疫	・免疫機能の低下	感染症の危険
呼吸器	・肺活量の減少	診療中の息止めが困難
循環器	・心臓自体の機能低下による心拍数の増加 ・血管壁の硬化により血圧の上昇と変動しやすい	局所麻酔等の負荷が循環器系に悪影響を及ぼす
筋肉・骨格	・骨格筋量の減少による運動能力の低下 ・骨密度の減少と関節可動域の制限	運動機能の低下による通院困難 診療体位の制限と易骨折
消化器	・肝機能の低下 ・消化吸収機能の低下	薬の服用に制限が生じる 消化や栄養の不良になりやすい
泌尿器	・膀胱平滑筋の線維化などで膀胱容量が減少する	尿失禁や尿路感染症の危険が増す
生殖器	・女性は閉経により女性ホルモンが低下する	骨密度の低下をきたす
摂食・嚥下機能	・認知力，筋力，顎顔面領域の協調運動の低下	誤嚥，誤飲事故の増加

12　第1章　高齢者の医療安全上の問題点

は必ず知らなければならない知識になっている．しかし，歯科医師国家試験出題基準には入っていないため，残念ながら歯科医師そして歯科学生にはなじみの薄い評価である．

　現代の高齢者医療は疾患の治癒だけを目指していては対応できない．たとえ疾患を治癒できなくても，日常生活動作の維持・改善を目指す生活機能への介入も医療の役割としてあげられている．そのため，高齢者の疾患だけでなく生活機能を含めた総合的な評価が必要とされてCGAが開発され，広く応用されている．多職種連携の構成員として歯科医療者がCGAを理解することは，単に歯科疾患の予防や治療だけでなく，高齢者の生活の維持・改善に役立つ．またこの評価を通じて日常の生活機能が把握できるため，歯科診療における事故防止にも役立つと考える．

　CGAは疾患の評価に加え，生活の自立や認知症の程度，そして抑うつ状態を確認するために生活機能評価，認知機能評価，意欲の評価や情緒・気分の評価などを行う．日常の歯科診療時にも5分以内で実施可能なスクリーニング検査である．表2に簡易版であるCGA7を示した．No. 順に調査して，×の項目については次のステップに表示してあるより詳細な評価を実施する必要がある．詳細な評価内容を理解し検査に精通している歯科医療者が行ってもよいのだが，評価の結果に対応するためには医療・介護が必要になるため，医師や看護師などの検査に精通した専門家に任せることをお勧めする．

4. 高齢者に特徴的な病的状態（老年症候群）

　高齢者は複数の疾患や障害をもつことが知られている．そしてこの複数の病気は，高血圧と腎不全のように関連する疾患をもつ場合と，前立腺肥大と脳血管障害のように同時期に発症している場合がある．複数の医師が連携・連絡しないで，それぞれの疾患の治療を行うと，多くの薬を服用する多剤併用の危険がある．高齢者の歯科診療にあたっては，お薬手帳を確認するなどして，もしも成分が同じ薬が重なっていることなどがわかれば，主治医に連絡するなどの対応が必要となる．

　高齢者がもつ疾患は，①年齢に関係なく出現する可能性が大きく若い時からもっている疾患，②中年期以降に発症する生活習慣病，そして③高齢者に多い疾患，の三つに分かれる．片頭痛は①であり，糖尿病や高血圧は②になる．③のなかで特に高齢者に特徴的な病的状態は，老年症候群と呼ばれている．高齢者に特徴的もしくは高頻度に認められる症候で，医療だけでなく介護や看護などの必要な包括的な対処を要する疾患であると定義され，10種類の徴候があげられている[6]（表3）．これらの疾患を放置すると，老化と重なることにより高齢者の自立を妨げて，要介護状態になってしまう．主な症状は，身体機能障害，嚥下機能障害，排尿障害，廃用症候群，麻痺，うつ

2 老化と歯科医療の安全　*13*

表2　CGA7の正否と大まかな解釈，次へのステップ

No.	調査内容	調査方法	正否	大まかな解釈	次のステップ
①	意欲	患者の挨拶を待つ	・自分から進んで挨拶する＝○ ・上記以外＝×	意欲の低下	Vatality Index
②	認知機能	「これからいう言葉を繰り返して下さい（桜，猫，電車)」 「後で又聞きますから覚えておいてください」	・可能＝○ ・不可能＝×	復唱ができない ⇒難聴，失語などが無ければ，中等度の認知症が疑われる	MMSE または HDS-R
③	手段的ADL	「ここまでどうやって来ましたか？」	・自分でバス，電車，自家用車を使って移動できる＝○ ・上記以外＝×	付き添いが必要 ⇒虚弱か中程度の認知症が疑われる	IADL尺度
④	認知機能	「先程覚えていただいた言葉を言ってください」	・ヒントなしで全部正解＝○ ・上記以外＝×	遅延再生（近時記憶）障害 ⇒軽度の認知症が疑われる．遅延再生が可能であれば認知症の可能性は低い	MMSE または HDS-R
⑤	基本的ADL	「お風呂は自分ひとりで入って，洗うのに手助けは要りませんか？」	・自立＝○ ・介助が必要＝×	入浴，排泄の両方が× ⇒要介護状態の可能性が高い．入浴と排泄が自立していれば，他の基本的ADLも自立していることが多い	Barthel Index
⑥	基本的ADL	「失礼ですが，トイレで失敗してしまうことはありませんか？」	・失禁なし，もしくは集尿器で自立＝○ ・上記以外＝×		
⑦	情緒・気分	「自分で無力だと思いますか？」	・無力だと思わない＝○ ・無力だと思う＝×	無力だと思う ⇒うつの傾向がある	GDS-15

(長寿科学総合研究CGAガイドライン研究班：高齢者総合的機能評価簡易版CGA7の開発,日老医誌　41 suppl.：124，2004．より一部改変)

状態などである．

　老年症候群は歯科診療に訪れる高齢者に高頻度にみられ，そして複数の症候を併せもっている．老年症候群を理解することは，安全・安心な歯科治療を遂行するために必要なだけでなく，効率よく多職種と連携することができる．歯科診療室で派生した高齢者の転倒事故や診療中の誤嚥等の異物の飲み込み事故は，その患者や家族に関わ

14 第1章 高齢者の医療安全上の問題点

表3 老年症候群

1	誤嚥
2	歩行障害・転倒
3	認知機能障害
4	せん妄
5	うつ
6	尿失禁・便失禁
7	褥瘡
8	虚弱・サルコペニア
9	脱水
10	めまい・ふらつき

る全ての多職種に知らせることにより，他の医療機関における医療事故や生活の場での介護事故を防ぐ手立てになる．

5. まとめ

　老化現象の現れ方は個体によりさまざまである．特に後期高齢者では，歴年齢が生理的そして病的な老化を表してはいない．病的老化が目立たない高齢者でも，予備能力が低下していることから，歯科診療において負荷をかけることには注意が必要となる．歯科医療を安心そして安全に遂行するためには，高齢者のもつ病気への対応だけでなく，生理機能や形態的な特徴を理解し，その人の性格そして生活や人間関係などの理解を含めた包括的な対応が必要と考える．また，歯科医療で得られた情報は，安心・安全な医療や介護を遂行するための情報として，多職種と共有するとよい．歯科から情報を提供することにより，介護や他の医療の場の情報も歯科医療者に入りやすくなり，歯科医療事故を防ぐ大切な資源となる[7]．

（羽村　章）

文　献

1) Shock NW：Systems Integration. In "Hand Book of the Biology of Aging"（Finch CE, Hayflick L ed.）van Nostrand Reinhold Co. New York, 640, 1977.
2) Shock NW：Energy metabolism, caloric intake and physical activity of the aging. Carlson LA ed., Nutrition in Old Age（X Symposium of the Swedish Nutrition Foundation）Uppsala Almqvist & Wiksell, 12-13, 1972.
3) 小澤利男：基準値（標準値）の考え方，老年者の検査基準を考える．医薬ジャーナル，東京，9-17，1996.
4) 内閣府：平成26年高齢者の日常生活に関する意識調査．
http://www8.cao.go.jp/kourei/ishiki/h26/sougou/zentai/pdf/s2-1-2.pdf（2018年4月現在）
5) 長寿科学総合研究CGAガイドライン研究班：高齢者総合的機能評価簡易版CGA7の開発．日老

医誌 41 suppl. : 124, 2004.
6) 日本老年医学会：老年症候群 老年医学系統講義テキスト．西村書店，東京，92-124, 2013.
7) 東京大学高齢社会総合研究機構：老化の理解とヘルスプロモーション，東大が作った確かな未来視点を持つための高齢社会の教科書．ベネッセコーポレーション，岡山，154-173, 2013.

3 高齢者と法令・情報

1. 責任能力と医療

1）高齢者と法的問題

　高齢者を対象に医療を行ううえで，近年問題となってきているのは，患者の自己決定権である．かつては，お任せ医療（医療者にすべての医療上の決定を委ねる医療）が中心であり，自己決定能力のない患者についてはあまり考慮されなかった．医療も一つの契約の基に行われる行為であることが普通になった今日において，自己決定権は大きなものとなっている．契約は，自己責任のもとに，自分で選択および決定を行うものであるが，認知症高齢者や知的障害者，精神障害者などの判断能力が不十分な方々は，適切な医療サービスを選択して利用に関する契約を結んだり，また，不動産や預貯金などの財産の管理をしたり，遺産分割の協議をする必要があっても，自分でこれらの判断や手続きをするのが難しい場合がある．さらに，悪徳商法などで自分に不利益な契約を結んでしまうおそれもある．

　現在の成年後見制度は，認知症高齢者など判断能力が不十分な人々も医療福祉サービスの利用に際して契約が必要になったことを契機に，平成 12 年 4 月に，民法の禁治産・準禁治産制度を改正してつくられた制度である．そして，このような判断能力の不十分な方々に対して，代理権などを付与された後見人が，本人の意思を尊重しつつ本人を保護し，支援をする制度である．

2）法定後見制度と任意後見制度

　法定後見制度は，「後見」「保佐」「補助」の 3 つに分かれ，判断能力の程度など本人の事情に応じて制度を選択できるようになっている．それぞれ，以下のような状態の方が対象である．
- 「後見」：判断能力が欠けているのが通常の状態の方
- 「保佐」：判断能力が著しく不十分な方
- 「補助」：判断能力が不十分な方

　法定後見制度では，本人や配偶者，四親等以内の親族などの申立により家庭裁判所によって選ばれた成年後見人等（成年後見人・保佐人・補助人）が，本人の利益を考慮し，本人を代理して契約などの法律行為をしたり，本人の同意していない不利益な法律行為の取り消しをするなど，本人の保護や支援をする．

　また任意後見制度は，本人が十分な判断能力があるうちに，将来，判断能力が不十

分な状態になった場合に備えて，あらかじめ自らが選んだ代理人（任意後見人）に，自分の生活や財産管理などに関する事務について代理権を与える契約（任意後見契約）を公証人役場で，公正証書によって結んでおくものである．後に，本人の判断能力が低下した際には，本人，配偶者，四親等内の親族または任意後見受任者が家庭裁判所に申立を行う．そして，家庭裁判所が選任する「任意後見監督人」の監督のもと，任意後見人が任意後見契約に基づいて本人を代理して契約などを行うことで，本人の意思を尊重した適切な保護や支援をすることができる．

　しかし，成年後見人は，通常の身上監護（医療・介護に関する契約の締結，契約の履行の監視，費用の支払い，不服申立，契約解除等の事務）については行うことができるが，医療同意権（医療行為"日常の医療行為でなく，別途承諾書をとるような手術等の場合"に了解を与える権利）については，その身上監護に含まれないと考えられている．

2. 高齢者施設

　高齢者の医療を行う場としては，医療機関以外では居宅のほか，高齢者の入所施設になる．高齢者の入所施設はかなりの種別があり，さらに関連する法令がいくつもある複雑なものになっている．

　具体的には，老人ホームや介護施設，高齢者住宅にはさまざまな種類があり，それぞれに特徴がある．代表的なものとしては，医療法人や社会福祉法人などが運営する「介護保険施設」と，主に民間事業者が運営する「有料老人ホーム」や「サービス付き高齢者向け住宅」などがある（**表 1**）．

1）老人福祉法と施設

　老人福祉法に規定された施設には，特別養護老人ホーム，養護老人ホーム，軽費老人ホーム，老人デイサービスセンター，老人短期入所施設，老人福祉センターがある．

　（1）特別養護老人ホーム

　65歳以上の者で，身体上または精神上の著しい障害があるため，常時介護を必要としかつ在宅生活が困難な高齢者に対し，入浴・排せつ・食事等の日常生活の世話，機能訓練，健康管理，療養上の世話を行うことを目的とした施設である．介護保険法上は，指定介護老人福祉施設とよぶ．

　（2）養護老人ホーム

　身体上または精神上または環境上の理由，および経済的理由により，家庭での生活が困難な65歳以上の高齢者を入所させて，養護することを目的とする施設である．

18　第1章　高齢者の医療安全上の問題点

表1　高齢者入居施設の比較

分類	対象者	自立	要支援	要介護	終身
介護保険施設					
特別養護老人ホーム	65歳以上	×	×	3以上	○
介護老人保健施設	65歳以上 40歳～64歳　特定疾病による要介護 認定者も可	×	×	○	×
介護療養型医療施設	65歳以上	×	×	○	○
有料老人ホーム					
グループホーム	要支援2以上・認知症と診断された者	×	2以上	○	△
介護付有料老人ホーム	65歳以上 （要支援～要介護）	△	△	○	○
住宅型有料老人ホーム	65歳以上 （自立～要介護）	△	○	○	△
サービス付き高齢者向け住宅					
サービス付き高齢者向け住宅	自立 （要支援・要介護）	○	△	△	△

（3）軽費老人ホーム

　家庭環境，住宅事情等の理由により居宅において生活することが困難な高齢者が低額な料金で入所し，食事の提供その他日常生活上必要な便宜を受けることができる施設．食事サービスの提供があるA型と自炊のB型および次に掲げるケアハウス の3種がある．

（4）ケアハウス

　ケアハウスとは，軽費老人ホームの一種である．60歳以上の者で，かつ身体機能の低下または高齢等のため独立して生活するには不安が認められる者で，家族による援助を受けることが困難な者が利用できる施設である．

　自立した生活を継続できるよう構造・設備等の面で工夫されており，各種相談，食事サービスの提供，入浴サービスの提供のほか，緊急時の対応機能も備えている．

（5）その他の施設

　①老人デイサービスセンター：日常生活を営むのに支障のある高齢者に対し，入浴，食事の提供，機能訓練，介護の方法や生活等に関する相談および助言等のサービスを日帰りで提供する施設である．介護保険法上，指定通所介護事業所とよぶ．

　②老人短期入所施設：本人の心身状況，家族の病気・冠婚葬祭・出張等のため，または家族の身体的・精神的な負担軽減等を図るため，居宅で介護を受けることが一時

的に困難となった時に短期間入所し，介護や日常生活上の支援を受けることができる施設である．介護保険法上は，指定短期入所生活介護施設という．

③老人福祉センター：無料または低額な料金で，地域の高齢者に対して各種の相談に応ずるとともに，健康の増進，教養の向上およびレクリエーションのための便宜を総合的に供与することを目的とする施設である．

2）その他の高齢者施設

一般的に"老人ホーム"とよばれるものとしては，介護老人保健施設，介護老人保健施設認知症対応型共同生活介護（グループホーム），有料老人ホーム，サービス付き高齢者向け住宅がある．なお，有料老人ホームについては老人福祉法により，サービス付き高齢者向け住宅については高齢者の住居の安定確保に関する法律（高齢者住まい法）によって規定されている．

（1）介護老人保健施設

介護保険法で規定された施設で，医療サービスと介護サービスを提供する施設である．病院と自宅との間に位置づけられ「中間施設」と位置づけられている．

（2）グループホーム（介護老人保健施設認知症対応型共同生活介護）

認知症の高齢者が，家庭的で落ち着いた雰囲気の中で生活を送ることを目的に運営されている．居室は原則，個室で，浴室や食堂，台所，リビングなどがある．5人以上9人以下を1ユニットとして，共同生活を行っている．外出を積極的にするところや地域に密着した運営をするところなど，特徴もさまざまである．

（3）有料老人ホーム

有料老人ホームの運営主体は特に限定されていないが，実際は民間事業者，医療法人，社会福祉法人などが運営している．

有料老人ホームには，「介護付」「住宅型」「健康型」の3種型があるが，実際には健康型はあまりない．

（4）サービス付き高齢者向け住宅

高齢者の安心を支えるサービスを提供するバリアフリー構造の賃貸住宅である．比較的元気な方を対象としている施設が目立つが，施設によっては，介護や医療と連携して身体状況が悪くなっても住み続けられる施設もある．

3）介護保険と関連施設

介護保険法で示されている「施設」サービスは，表2に示したものである．それ以外での介護サービスもあるが，こちらは居宅サービス扱いになる．

20 第1章 高齢者の医療安全上の問題点

表2 介護保険における施設サービス提供施設と内容

サービスの種類	サービスの内容
介護老人福祉施設	老人福祉施設である特別養護老人ホームのことで，寝たきりや，認知症のために常時介護を必要とする人で，自宅での生活が困難な人に生活全般の介護を行う施設
介護老人保健施設	病状が安定期にあり入院治療の必要はないが，看護，介護，リハビリを必要とする要介護状態の高齢者を対象に，慢性期医療と機能訓練によって在宅への復帰を目指す施設
介護療養型医療施設（平成36年3月に廃止予定）	脳卒中や心臓病などの急性期の治療が終わり，病状が安定期にある要介護状態の高齢者のための長期医療施設であり，療養病床や老人性認知症疾患療養病棟が該当する
介護医院（平成30年4月より施行）	主として長期にわたり療養が必要である要介護者に対し，療養上の管理，看護，医学的管理の下における介護および機能訓練その他必要な医療ならびに日常生活上の世話を行う施設

3．個人情報と高齢者

　高齢者を対象とする歯科医療を実施する場合，通常の歯科医療を行っている場合に比べ，多くの医療関係者あるいは介護関係者と情報のやり取りが必要である．この部分を考慮していくことは，絶対条件である．

　また，高齢者を対象とする医療・介護関係者が保有している個人情報にはさまざまなものがあるが，診療録や介護関係記録に患者・利用者の情報のほか，患者・利用者の家族に関する情報が記載されている場合，その家族の個人情報を保有していることになることは，意外と気づかれていない．

1）要配慮個人情報

　「要配慮個人情報」とは，不当な差別や偏見その他不利益が生じないようにその取扱いに特に配慮を要するものとして法律，政令および規則で定める記述が含まれる個人情報をいう．要配慮個人情報の取得や第三者提供には，原則として本人の同意が必要であり，オプトアウトによる第三者提供は認められていない．

　「要配慮個人情報」の具体的な内容としては，診療録等の診療記録や介護関係記録に記載された病歴，診療や調剤の過程で患者の身体状況，病状，治療等について医療従事者が知り得た診療情報や調剤情報，健康診断の結果および保健指導の内容，障害（身体障害，知的障害，精神障害等）の事実などがある．

2）個人情報の第三者等への提供

　個人データの第三者提供については，要配慮個人情報に係るものか否かに関わらず，

原則として本人の同意が必要である．医療機関等については，本人の同意を得る方法について法令上の規定はないため，文書による方法のほか，口頭，電話による方法なども認められる．したがって同意を求める内容や緊急性などにより，それぞれの場面に適切な方法で同意を得るべきと考えられる．

介護関係事業者については，介護保険法に基づく指定基準により，サービス担当者会議等において利用者または家族の個人情報を使用する場合は，利用者および家族から文書による同意を得ておく必要がある．

医療・介護関係事業者は，患者・利用者に関する情報をさまざまな目的で利用する．患者・利用者等に利用目的をわかりやすくするために，利用目的についても院内掲示等により公表することを求めている．さらに，医療機関等において，他の医療機関等へ黙示による同意に基づき情報提供を行う場合には，あらかじめ院内掲示等により，その利用目的や，あらかじめ本人の明確な同意を得るよう求めることができること等について公表することが前提となっている．

なお，介護関係事業者において，サービス担当者会議等に使用するために他の介護関係事業者に情報提供を行う場合は，介護保険法に基づく指定基準により，事業所内への掲示によるのではなく，サービス利用開始時に適切に利用者から文書による同意を得ておく必要がある．

高齢者虐待については，市町村，担当ケアマネジャー（介護支援専門員）や介護サービス事業者が十分に連携して解決に当たることが必要である．事案によっては高齢者本人の同意を得ることが困難なケースが考えられるが，高齢者本人の生命，身体，財産の保護のために必要である場合は，個人情報保護法第23条第1項第2号（人の生命，身体又は財産の保護のために必要がある場合であって，本人の同意を得ることが困難であるとき）に該当するものとして，高齢者本人の同意が得られなくても，関係機関に情報提供を行うことが可能である．

3）患者の情報収集について

患者が医療機関の受付等で，問診票に患者自身の身体状況や病状などを記載し，保険証とともに受診を申し出ることは，患者自身が自己の要配慮個人情報を含めた個人情報を医療機関等に取得されることを前提としていると考えられるため，医療機関等が要配慮個人情報を書面または口頭等により本人から適正に直接取得する場合は，患者の当該行為をもって，当該医療機関等が当該情報を取得することについて本人の同意があったものと理解されている．

医療機関等が要配慮個人情報（患者の診療記録や調剤等）を他の医療機関から第三者提供の方法により取得した場合，提供元が個人情報保護法の規定に基づいて本人か

ら必要な同意（要配慮個人情報の取得及び第三者提供に関する同意）を取得していることが前提となるため，提供を受けた当該医療機関等が，改めて本人から同意を得る必要はないものとされている．

　他の医療機関等への情報の提供のうち，患者の傷病の回復等を含めた患者への医療の提供に必要であり，かつ個人情報の利用目的として院内掲示等により明示されている場合は，原則として黙示による同意が得られているものと考えられる．なお，傷病の内容によっては，患者の傷病の回復等を目的とした場合であっても，個人データを第三者提供する場合は，あらかじめ本人の明確な同意を得るよう求められる場合も考えられ，その場合，医療機関等は，本人の意思に応じた対応を行う必要がある．

4）家族等への説明

　医療機関等で，患者への医療の提供に際して，家族等への病状の説明を行うことは，患者への医療の提供のために通常必要な範囲の利用目的と考えられ，院内掲示等で公表し，患者から明示的に留保の意思表示がなければ，患者の黙示による同意があったものと考えられる．

　医療・介護サービスを提供するに当たり，患者・利用者の病状等によっては，第三者である家族等に病状等の説明が必要な場合もある．この場合，患者・利用者本人に対して，説明を行う対象者の範囲，説明の方法や時期等について，あらかじめ確認しておくなど，できる限り患者・利用者本人の意思に配慮する必要がある．なお，本人の同意が得られない場合であっても，医師が，本人または家族等の生命，身体または財産の保護のために必要であると判断する場合であれば，家族等へ説明することは可能である．

　診療録等に記載された患者の診断結果等については，患者の個人データなので，当該情報を第三者（家族も含む）に提供する場合，原則として本人の同意が必要である．ただし，人の生命等の保護のために必要がある場合で，本人の同意を得ることが困難であるときには，本人の同意を得ずに第三者提供が可能である．このため，症状や予後，治療経過等について患者に対して十分な説明をしたとしても，患者本人に重大な心理的影響を与え，その後の治療効果等に悪影響を及ぼす場合等で，医師が必要と認めるときには，本人に説明する前に（本人の同意なく）家族へ説明することが可能である．ただし，この場合，法の基本的な考え方である自己情報コントロール権の例外となるので，慎重な判断が求められる．このことを踏まえ，本人から診療情報等（保有個人データ）の開示の請求に対して，開示しないと判断する場合には，院内に設置する検討委員会等において開示の可否を検討することを求められる．

　なお，患者・利用者本人から，病状等の説明を行う対象者の範囲，説明の方法や時

期等についての要望があった場合は，できる限り患者・利用者本人の意思に配慮する必要がある．

4. 高齢者への医療情報の提供

　高齢者にはさまざまな身体的精神的社会的な条件が伴うことが多く，必ずしもどの医療機関でも受診できるとはかぎらない．しかし，従来，医療機関に関する情報の入手手段は医療機関の広告，医療機関ホームページ，院内掲示等に限られていた．また，その内容にも医療機関間や地域間で差があったほか，住民・患者がその内容を理解できないことも多かった．そこで，医療機関の自発的な情報提供だけに委ねるのではなく，住民・患者が医療機関を適切に選択できるようにするため，平成18年の第五次医療法改正によって，医療機能情報提供制度（医療情報ネット）が，住民・患者による医療機関の適切な選択を支援することを目的として導入された．

　医療機関に対し，医療機能に関する情報について都道府県知事への報告を義務づけるとともに，報告を受けた都道府県知事はその情報を公表することによって，住民・患者に対してバラツキのない情報提供をする仕組みを構築し運用している．

　この制度では，医療機関は，基本情報（診療科目，診療日，診療時間等）のほか，対応可能な疾患・治療内容など，一定の情報を都道府県へ報告するとともに，医療機関において閲覧できるようにしなければならないと規定し，一方，都道府県は，医療機関から報告された医療機能に関する情報を集約・整理したうえで，都道府県のホームページに掲載するなど，住民・患者が利用しやすい形で公表することとなっている．また，住民・患者が医療機関を適切に選択するため，医療機能に関する情報を住民・患者が正しく理解できるようサポートする観点から，医療機関に関する相談対応や助言を行う機能（医療安全支援センター）を都道府県等に設けている．さらに，厚生労働省は，ホームページの仕様の工夫や検索機能の充実，医療機関のホームページとのリンクなど，医療機能情報提供制度（医療情報ネット）の使い勝手をよくするように努めている．
（尾崎哲則）

参考文献

1) 厚生労働統計協会編：2部4編　介護と高齢者福祉等．国民の福祉と介護の動向・厚生の指標増刊64巻10号，2017.
2) 日本医療・病院管理学会学術情報委員会編：医療・病院管理用語辞典（新版）．市谷出版，東京，2011.
3) 厚生労働省個人情報保護委員会 事務局：「医療・介護関係事業者における個人情報の適切な取扱いのためのガイダンス」に関するQ&A（事例集）平成29年5月30日.
4) 社会歯科学会：第2章歯科五法コンメンタール 4医療法コンメンタール．歯科五法コンメンタール〔第2版〕―歯科関連法規の逐条解説―，ヒョーロン，東京，2016.

第2章

高齢者が来院したら

1 医療面接

　歯科を単身で外来受診できる高齢者は，自立度が高く，普段の生活において身の回りの管理が可能である者が多い．一方，何らかの介助が必要で，単身では受診が困難な高齢者も存在する．いずれの場合も，全身的な疾患をもつ者が多いため，初診時の医療面接には十分な配慮が必要である．歯科治療は，一般歯科治療や観血処置まで治療内容の範囲も広く，疼痛，長時間の座位，姿勢の保持，開口の維持などの環境下で治療を行うため，精神的，身体的な制限が生じる．観血的処置などの場合は，より侵襲度の高い治療が施されることとなり，ストレスによる不快事項や偶発症などの発生にもつながる危険性がある．もちろん，この治療方法や治療時の説明を患者に適切に情報提供し，指示に従ってもらうことが重要であるが，指示・伝達がうまく行えない場合もあり，患者，術者それぞれにおいて安全な治療を行うことに支障をきたすこともある．

　そこで，安全に診療を継続するため，必要となる医療情報入手のための医療面接はどのように行うべきであろうか．医療面接で得たい情報は，「主訴」，「現病歴」，「既往歴」，「服薬状況」，「全身状態・ADL・心理的，精神的状態」，「生活・社会的背景」など多様である．健康な成人であれば，書面による事前の情報も含めた多様な内容を一度に聴取することが可能な場合が多いが，高齢者の場合には困難となる場合も多い．書面を用いた医療情報の入手方法は，字の大きさ（視力）や文字数，文章の平易さなどが求められる．多くの情報記入が必要な場合には，十分な時間も必要となる．また，聴力の問題や理解度にも差が生じる．

1．医療面接時の対応

　事前の書面による医療情報内容を確認し，診察の場に移動してもらう．その際，どのように移動をしているかの確認が必要である．事前情報で歩行時や車いすへの移乗のための介助が必要と判断された場合には，医療スタッフと患者，患者家族や介助者と介助方法等の確認が必要である．その際，日常生活動作の評価も重要であることがわかる．このように，高齢者の場合は，来院に至った医療的な問題だけではなく，心身に関する対応も必要となる．高齢者の心身に関するアセスメントを行うために総合的なアセスメントツールとして，「基本チェックリスト」（図1）や「CGA7 高齢者総合的機能評価」（表1）などがある（p.12-13 参照）．

　「基本チェックリスト」は各市区町村の介護保険に関する相談窓口において，必ずし

介護予防のための基本チェックリスト

「はい」か「いいえ」のいづれかに〇つけてください。

問	質問項目	回	答
1	バスや電車で一人で外出していますか （公共交通機関の利用または自分で車を運転する場合は、はい）	0. はい	1. いいえ
2	日用品の買い物をしていますか	0. はい	1. いいえ
3	預貯金の出し入れをしていますか（家族に頼む場合は、いいえ）	0. はい	1. いいえ
4	友人の家を訪ねていますか	0. はい	1. いいえ
5	家族や友人の相談にのっていますか	0. はい	1. いいえ
6	階段を手すりや壁をつたわらずに昇っていますか	0. はい	1. いいえ
7	椅子に座った状態から何もつかまらずに立ち上がっていますか	0. はい	1. いいえ
8	15 分くらい続けて歩いていますか	0. はい	1. いいえ
9	この 1 年間に転んだことがありますか	1. はい	0. いいえ
10	転倒に対する不安が大きいですか	1. はい	0. いいえ
11	6 ヶ月間で 2〜3kg 以上の体重減少がありましたか	1. はい	0. いいえ
12	BMI が 18.5 未満ですか　BMI＝体重(kg)÷身長(m)÷身長(m)	1. はい	0. いいえ
13	半年前に比べて固いものが食べにくくなりましたか（小さく切って食べる場合は、はい）	1. はい	0. いいえ
14	お茶や汁物等でむせることがありますか（食事中に咳き込むことがある場合は、はい）	1. はい	0. いいえ
15	口の渇きが気になりますか（口の中が乾いて飲み込みにくい場合は、はい）	1. はい	0. いいえ
16	週に 1 回以上は外出していますか	0. はい	1. いいえ
17	昨年と比べて外出の回数が減っていますか	1. はい	0. いいえ
18	周りの人から「いつも同じ事を聞く」などの物忘れがあると言われますか	1. はい	0. いいえ
19	自分で電話番号を調べて、電話をかけることをしていますか	0. はい	1. いいえ
20	今日が何月何日かわからない時がありますか	1. はい	0. いいえ
21	（ここ 2 週間）毎日の生活に充実感がない	1. はい	0. いいえ
22	（ここ 2 週間）これまで楽しんでやれていたことが楽しめなくなった	1. はい	0. いいえ
23	（ここ 2 週間）以前は楽にできていたことが今ではおっくうに感じられる	1. はい	0. いいえ
24	（ここ 2 週間）自分が役に立つ人間だと思えない	1. はい	0. いいえ
25	（ここ 2 週間）わけもなく疲れたような感じがする	1. はい	0. いいえ

図 1　厚生労働省作成の基本チェックリスト

も介護認定を受けなくても，必要なサービスを事業で利用できるよう本人の状況を確認するツールとして使用する．質問内容は，日常生活動作，運動器の機能，栄養状態，口腔機能，閉じこもり，認知症，うつに関する 25 項目であり，生活機能低下の可能性を把握するために用いられる．

問 1〜5 と 16〜20 の項目では「普段の暮らしぶり」を確認する．1. にあてはまる回答が多い場合には，認知機能の低下が考えられるため，外来通院時に付添いが必要になり，予約日時の間違い，口腔衛生指導の受け入れ困難，口腔衛生管理（自己）の低下が生じる恐れがある．

問 6〜10 の項目では「運動器関係」を確認する．1. にあてはまる回答が多い場合に

表 1 　CGA7 高齢者総合機能評価：評価内容，成否，解釈，次のステップ

番号	CGA7 の質問	評価内容	正否と解釈	次へのステップ
①	＜外来患者＞ 診察時に被験者の挨拶を待つ	意欲	正：自分から進んで挨拶する 否：意欲の低下	Vitality index
	＜入院患者・施設入所者＞ 自ら定時に起床するか，もしくはリハビリへの積極性で判断		正：自ら定時に起床する，またはリハビリその他の活動に積極的に参加する 否：意欲の低下	
②	「これから言う言葉を繰り返して下さい（桜，猫，電車）」，「あとでまた聞きますから覚えておいて下さい」	認知機能	正：可能（できなければ④は省略） 否：復唱ができない ⇒ 難聴，失語などがなければ中等度の認知症が疑われる	MMSE・HDS-R
③	＜外来患者＞「ここまでどうやって来ましたか？」	手段的ADL	正：自分でバス，電車，自家用車を使って移動できる 否：付き添いが必要 ⇒ 虚弱か中等度の認知症が疑われる	IADL
	＜入院患者・施設入所者＞「普段バスや電車，自家用車を使ってデパートやスーパーマーケットに出かけますか？」			
④	「先程覚えていただいた言葉を言って下さい」	認知機能	正：ヒントなしで全部正解．認知症の可能性は低い 否：遅延再生（近時記憶）の障害 ⇒ 軽度の認知症が疑われる	MMSE・HDS-R
⑤	「お風呂は自分ひとりで入って，洗うのに手助けは要りませんか？」	基本的ADL	正：⑥は，失禁なし，もしくは集尿器で自立．入浴と排泄が自立していれば他の基本的 ADL も自立していることが多い 否：入浴，排泄の両者が× ⇒ 要介護状態の可能性が高い	Barthel index
⑥	「失礼ですが，トイレで失敗してしまうことはありませんか？」			
⑦	「自分が無力だと思いますか？」	情緒・気分	正：無力と思わない 否：無力だと思う ⇒ うつの傾向がある	GDS-15

（日本老年医学会：健康長寿診療ハンドブック．p.133，日本老年医学会，2011．より改変．原出典：高齢者総合的機能評価簡易版 CGA7 の開発．日老医誌 41 suppl.：124，2004．より改変）

は，診療室や歯科訪問診療時の歩行や移乗の際に転倒しないよう配慮が必要となる．

　問 11〜15 の項目では「栄養，口腔機能等の関係」を確認する．「はい」の項目が多い場合には，治療姿勢（顎が上がる姿勢，水平位など）や，注水下の処置，吸引手技不良による誤嚥，誤飲のリスクを予防しなければならない．

　問 21〜25 の項目では「こころ」を確認する．「はい」の項目が多い場合には，うつ

表 2 日常生活動作（ADL）に関するアセスメント手法

1. 手段的日常生活動作尺度（IADL：Instrumental ADL）
2. バーセルインデックス（Barthel Index）
3. 障害高齢者の日常生活自立度（寝たきり度）判定基準
4. 認知症高齢者の日常生活自立度判定基準
5. 機能的自立度評価法（FIM：Functional Independence Measure）

の傾向があるため，口腔衛生指導の受け入れ困難，口腔衛生管理（自己）の低下が生じる恐れがある．

「CGA7 高齢者総合機能評価」では，

①の項目で「否」が付いた場合，口腔衛生管理指導，口腔に対するリハビリテーションの指導に対し，実行の意欲がない可能性があるため，他のアプローチを考慮する．

②の項目で「否」が付いた場合，歯科治療への協力の可否，口腔衛生管理（自己）の可否について考慮が必要である．

③の項目で「否」が付いた場合，歯科外来に通院する場合付添いが必要である．また，診療の受け入れが難しい可能性がある．

④の項目で「否」が付いた場合，口腔衛生管理（自己）の可否について考慮が必要となる．

⑤，⑥の項目で「否」が付いた場合，通院時，外来で歩行や移乗への介助が必要になり，転倒のリスクがあるため診療室で注意が必要である．

⑦の項目で「否」が付いた場合，外来通院が困難になる可能性がある．口腔衛生管理も低下するため，歯科訪問診療を検討する必要がある．

手段的日常生活動作尺度（IADL：Instrumental ADL）やバーセルインデックス（Barthel Index）は CGA7 の次の詳細なアセスメントに使用されるツールでもあり，要介護高齢者を対象とした日常生活動作（ADL）に関するアセスメントツールなどもさまざまなものがあり（表 2），多職種との連携方法や情報提供ツールとして使用される．このようなアセスメントツールは事前に内容を理解し，状況に応じて利用していただきたい．

2. 医療面接で得たい情報

1）主訴

主訴は患者が訴える最も主要な症状である．歯科受診の場合には，口腔に関するものが主となる．自身の困っていることで，直接歯科医院を受診する場合も多いが，全身疾患の問題に歯科的な要素を含む内容（摂食嚥下機能障害，周術期口腔衛生管理等）も近年増加している．かかりつけ医の診療情報提供書を持参し，歯科医院を受診する

ことも今後増えてくると思われる．患者本人が症状などを伝達できない場合には，帯同者（家族，施設職員，介護支援専門員，ヘルパーなど）に主訴を代弁してもらう必要がある．

2）現病歴

現在治療をうけている疾患で，この治療のために投薬がなされていることがほとんどである．高齢者はさまざまな疾患をかかえ，複数の医療機関で治療をうけている場合が多い．循環器疾患（高血圧症，狭心症，心筋梗塞，抗血栓療法患者），脳血管疾患（脳梗塞，脳内出血，くも膜下出血），呼吸器疾患（気管支喘息，慢性閉塞性肺疾患，肺炎，呼吸不全），消化器疾患（胃食道逆流症，アカラシア，後天性食道憩室，鼡径ヘルニア，肝炎，肝硬変），代謝・内分泌疾患（糖尿病），腎疾患（腎不全，人工透析），精神神経疾患（統合失調症，老年期うつ，認知症），血液・免疫疾患[1] など多様な疾患が認められる．単独の疾患ではなく，併発や新たな疾患に罹患する可能性もある．

3）既往歴

今までに罹患した疾患で，現在は治癒している．高齢者の場合には，脳血管疾患や骨折の既往があれば，麻痺や歩行障害，上下肢の可動域制限などの後遺症があるため把握が重要である．

4）服薬状況

現病歴に伴い服薬している者が多い．どのような薬品を服用しているかを，お薬手帳や処方薬説明書などを参考資料として提供しもらうと，現病の把握もしやすくなる．口腔乾燥や，口腔機能に影響するとされている薬品についても，把握が可能となる．

5）全身状態，ADL，心理的・精神的状態

既往歴や現病歴，服薬状況を参考に全身的な状態を確認し，通院可能か，場合により歯科訪問診療が必要か，日常の生活も踏まえ心理面，精神面の状態を確認する．基本チェックリストやCGA7高齢者総合的機能評価などを使用し，把握することも重要である．

6）生活・社会的背景

初診時にこの項目を深く聞くことが困難な場合があるが，「同居している人はいるか」，「家族は何人か」，「歯科への通院方法」，「他科への通院周期」，「社会的サービス（デイサービス，ショートステイなど）の有無」などの情報を収取することで，生活環

境や社会的なサービスの有無について確認が可能である．これらの情報により，予約の曜日，予約時間，通院周期などに配慮することも可能となる．また，介護保険を利用している場合には，介護支援専門員（ケアマネージャー）の氏名，所属事業所を確認しておくことにより，今後歯科訪問診療が必要となる場合の連絡手段や診療情報の入手がスムーズに行える．

（須田牧夫）

文　献

1) ICD-10（2003年版）準拠　基本分類表．http://www.mhlw.go.jp/toukei/sippei/（2017年9月28日アクセス）

2 対診の仕方

　医療面接による医療情報の収集後，緊急処置（消炎処置，止血処置，疼痛の除去等）が必要な場合には，可能な範囲で対応しなければならない．その後，計画的な治療や口腔機能の維持，管理のための準備を行う．治療計画や療養管理計画などを立案し，歯科治療時に発生するリスク管理を行うために必要な医療情報をかかりつけ医に対診する．また，医療情報以外に，介護や普段の生活情報などをケアマネージャー（介護支援専門員）から情報提供してもらうことも必要である．

　医師が行う対診は，患者の疾病の診療に際し，専門外等の理由で他の専門の医師に協力を求めて診療に立ち会ってもらったり，診療を行ってもらったりすることといわれている．歯科医師の場合は，他歯科専門科へ対診する場合もあるが，主に医科専門科に対して行う相談が対診と認識されていることが多い．

　対診を行う際は，対診書を作成する（図1）．「何を聞くか」，「可能な限りわかりやすい歯科用語を使用する」，「書面にて行う」などに留意することが必要である．

1．何を聞くか
　多くの疾病を患い多くの薬を服用している場合には，疾患の経緯，経過，検査データが必要なのか，または今後行う処置に対する助言がほしいのか等，聞きたい内容をはっきり示す必要がある．返信に必要な情報がなければ何度も連絡を取らなければならず，お互いに不快な思いをすることになり信頼関係も構築されない．

2．可能な限りわかりやすい歯科用語を使用する
　われわれが使用する略語や保険用語（P，MT など）は，歯科関係者以外には通じない用語であり，使用するべきではない．P は歯周病，MT は歯の欠損などとわかりやすい表記を使用するべきである．

3．書面にて行う
　対診は書面にて行うことが基本である．「電話による対診を行った」などと聞くことがあるが，電話では一方的な時間の制約を作ることとなるため，対診先の医師に大変迷惑をかけることとなり，また記録に残しにくいこともあり行うべきではない．対診で得られた診療情報をもとに，主治医である歯科医師（対診を依頼した）が診療内容（観血的処置の可否，止血方法の選択，処方薬の選択など）の決定を行う．

対診依頼書

対診先医療機関
○○クリニック
○○科　　主治医　　先生
　　　　　　　　御机下

患者氏名：○○　○子　殿　72歳
当科診断：口腔乾燥症，義歯不適合
予定治療：義歯作成

拝啓
　先生におかれましては益々ご健勝のこととお慶び申し上げます。
上記診断のもと加療を行っている患者について対診申し上げます。上口唇内側及び，口蓋前方部の違和感，不快感を訴えておられます。当科にて上顎口蓋部を被覆する保護床を作製し経過観察を行っておりますが，服薬薬剤（多剤）による唾液分泌低下，口腔周囲の不随運動の発現による同部の違和感も考慮する必要があるようです。貴科での処方薬剤と他科処方薬との相互関係などの情報等ございましたら御教授お願いいたします。他科処方薬リストを同封させていただきます。

　　　　　　　　　　　　　　　　　　　　　　　　　　　　　　　敬具

　　　　　　　　　　　　　　　　　　　　　　　　　2018 年 1 月 11 日

　　　　　　　〒102－8158　○○○○○○○ 2－3－16
　　　　　　　　　　　　　　　　　　　　　○○歯科医院
　　　　　　　　　　　　　　Tel　　03-3261-55○○
　　　　　　　　　　　　　　Fax　　03-3261-39○○
　　　　　　　　　　　　歯科医師　　　　○○　○○

図 1　対診依頼書例

（須田牧夫）

3 認知症患者への対応

1. 認知症施策推進総合戦略（新オレンジプラン）から見える歯科医師の役割

　1989年に始まった80歳で20本以上の歯を残こすことを目的とした8020運動は，当初1割にも満たなかった達成者率が2017年には5割を超える結果となり，この運動は大きな成功を収めつつある．一方，本稿のテーマである認知症は80歳を超えると発症率が急速に高まり，2017年には，要介護の原因の1位となっている．つまり，80歳を超えると認知症の発症率は高まり，その口腔には多くの歯を残していることとなる．また，認知症はその進行とともに，口腔衛生の自己管理，歯科医療受療が困難となるケースが増加することから，8020運動で多くの歯を残した認知症高齢者の口を支える歯科の役割の重要性が，近年急速に注目を集めている．

　日本における認知症高齢者の急増を受け，2015年1月，厚生労働省から「認知症施策推進総合戦略」が公表された．これは，オレンジプラン（2012年9月に厚生労働省が発表した「認知症5か年計画」の通称）をリニューアルした戦略と位置付けられている．本戦略は，認知症高齢者等にやさしい地域づくりに向けた各種施策をまとめたもので，「新オレンジプラン」と呼ばれている．本プランは，認知症の人の意思が尊重され，できる限り住み慣れた地域のよい環境で自分らしく暮らし続けることができる社会の実現を目指すことが目標として設定され，歯科医師・歯科医療機関の役割も明記されている．

　新オレンジプランは7つの柱から成るが，その2つ目の柱"認知症の容態に応じた適時・適切な医療・介護等の提供"に，歯科医師の役割が主に明記されている．2つ目の柱の基本的考え方は，「発症予防⇒発症初期⇒急性増悪時⇒中期⇒人生の最終段階」といった認知症の容態の変化に応じて適時・適切に切れ目なく，その容態にふさわしい場所で，医療・介護が提供される仕組みを実現することである．一連の役割が歯科医師にも求められており，そのためには，早期診断・早期対応を軸とする仕組みを構築することにより，認知症の人を主体とした医療・介護等を基本に据えて医療・介護等を有機的に連携させることが必要となる．以上のような本人主体の医療・介護等の原則は，その提供に携わるすべての者が，認知症の人が置かれた環境の下で，認知症の容態の変化に応じたすべての期間を通じて共有すべき基本理念である．その理念を基盤に開始された歯科医師の認知症対応力向上研修は，以下の3点が目的として示されている．

　1. 早期発見・早期対応の重要性，および認知症の人と家族の生活を支える知識と

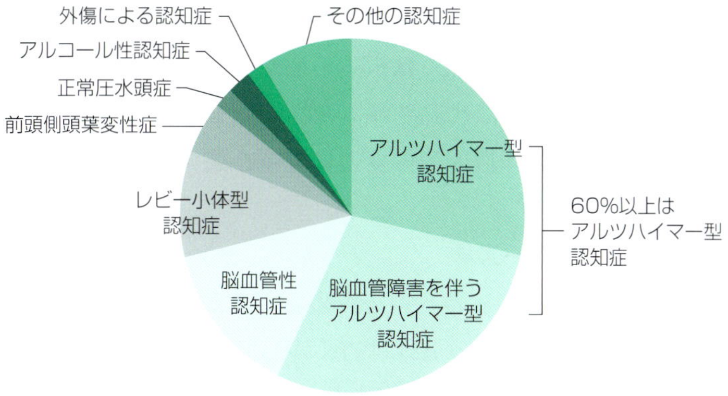

外傷による認知症　　　　その他の認知症
アルコール性認知症
正常圧水頭症
前頭側頭葉変性症

アルツハイマー型
認知症

60%以上は
アルツハイマー型
認知症

レビー小体型
認知症

脳血管性
認知症

脳血管障害を伴う
アルツハイマー型
認知症

図1　各認知症の割合
(地方独立行政法人東京都健康長寿医療センター：平成24年度 老人保健事業推進
費等補助金 老人保健健康増進等推進事業：認知症の早期発見，診断につながるアセ
スメントツールの開発に関する調査研究事業報告書)

方法を習得する．
2. 認知症の人への対応の基本と歯科診療の継続のための方法を習得する．
3. 認知症診療，ケア，連携に関する基本的な知識を得る．

2．歯科対応を円滑に行うために：認知症への理解

1）認知症の定義と原因

　認知症患者に歯科的対応を適切に行うためには，認知症への理解は必須である．以下に米国精神医学会による認知症の診断基準（DAM-5）を示す．

- ・1つ以上の認知領域（複雑性注意，実行機能，学習および記憶，言語，知覚－運動，社会的認知症）が以前の機能レベルから低下している．
- ・認知機能の低下が日常生活に支障を与える．
- ・認知機能の低下はせん妄のときのみにあらわれるものではない．
- ・他の精神疾患（うつ病や統合失調症等）が否定できる．

　認知症の定義は経年的に変化しており，これまでの診断基準において認知症の診断に必須とされていた「記憶障害」が必ずしも必要ではなくなっており，2つ以上の領域の認知機能の障害が必須であったが，1つ以上となった点も最近の変更点である．

　高齢期認知症の原因は60から70種類あるといわれ，その上位トップ4が，アルツハイマー病（AD：Alzheimer's Disease），脳血管性認知症（VaD：Cerebrovascular Dementia），レビー小体型認知症（DLB：Dementia with Lewy Bodies），前頭側頭葉変性症（FTLD：Frontotemporal Lobar Degeneration）であり，四大認知症とよばれる（図1）．歯科治療およびケアに関する計画を立てる際には，これら認知症の特徴を

36 第2章 高齢者が来院したら

理解することが必要となる．さらに加えて必要な視点は，AD，DLB および FTLD は
時間の経過とともに進行し，現時点では根本治療が困難であり最終的には死に至る病
である点である．つまり，AD に代表される変性疾患を原因とした認知症（変性性認
知症）は，その病態による身体機能等の変遷に配慮を要する．

2）認知症の進行と歯科ニーズ

　先に示したように AD は認知症の6割を占めることから，AD の理解は重要である．
ここでは AD を中心に解説を行う．AD は古くから知られている代表的な認知症であ
ることから，これまで多くの評価法が考案されており，代表的な評価法の一つが Func-
tional Assessment Staging：FAST である．FAST は観察評価で，AD 進行とともに
生じるさまざまな症状について ADL 障害を基準にして判定する評価法である．つま
り，家族からの日常生活に関する情報，クリニックでの状況などからも重症度評価が
可能である評価法である．AD 進行の各ステージでの歯科ニーズを把握し円滑な対応
を行うことを目的に，筆者らのグループが，FAST に口腔ケアなどの問題を付記した
ものを表1に示す．FAST は1から7までのステージに類型され，ステージ1，2は
正常もしくは年齢相応，ステージ3は境界状態（MCI），ステージ4が軽度，ステージ
5が中等度，さらにステージ6，7が高度と類型化されている．図2に示した課題の変
遷との対応は，FSAT 3〜5までは AD の高次脳機能障害による「環境との関わりの
障害」に相当し，FAST 6以降の記載内容は「身体機能障害」に相当する．ここに示
されているように，AD が進行することにより，口腔衛生，口腔機能管理の視点は推
移する．そのため，“いつ”“何が”起こるのかを十分に理解したうえで，歯科として
予知性のある対応が求められる．

　また，特に「環境との関わりの障害」が主原因の BPSD への理解は，軽度から中等
度認知症の人への対応には欠かせないものであり，認知症の人への歯科治療における
リスクを軽減させるうえで重要である．認知症の人の行動・心理症状（BPSD*：Be-
havioral and Psychological Symptoms of Dementia）はわれわれにとってなかなか理
解しにくいことが多く，「認知症だから訳がわからない行動をとる」と捉えてしまいが
ちだが，認知症の人の行動はその人の心理（想い）に裏付けされた行動であることを
理解し対応する必要がある．こういった点を理解するために，「中核症状」と「BPSD」
の概念構造が参考となる．認知症の BPSD はさまざまなものがあり，徘徊，もの盗ら
れ妄想，また些細なことですぐ怒り出す，などが代表的なものであるが，このような
一連の行動は中核症状から派生して発現するさまざまな症状と位置づけられている．

（*BPSD：認知症に伴う行動症状や心理症状．具体的には，行動症状として暴力，徘徊など，心理症
状として幻覚，妄想などが主症状としてあげられる．「周辺症状」とほぼ同意として本稿では扱う．）

表 1　FAST による認知症重症度評価と関連した口腔のセルフケアおよび摂食嚥下機能と口腔機能管理の要点

FAST		既存の FAST の特徴	口腔のセルフケアと口腔機能	摂食・嚥下機能	口腔衛生と食の支援の要点
正常	1	認知機能低下は認められない。	自立している。	正常	特に支援なし
年齢相応	2	物の置き忘れを訴えるが、年相応の物忘れ程度	おおむね自立している。	正常	料理の支援
境界状態	3	日常生活の中で、これまでやってきた慣れた仕事（作業）は遂行できる。一方、熟練を要する複雑な仕事を遂行することが困難。新しい場所に出かけることが困難。	一見自立しているが、セルフケアの精度は低下している。	正常	新しい清掃用具を導入する場合は支援が必要
軽度	4	夕食に客を招く段取りをつけたり、家計を管理したり、買い物をしたりする程度の仕事でも支障を来す。例えば、買い物で必要な量だけ買うことができなかったり、忘れないと買い物の勘定を正しく払うことが困難。入浴や更衣など家庭内での日常生活は概ね介助なしで可能。	口腔清掃のセルフケアが不十分になる。忘れてしまうこともある。誘導がついていないとガーグリング、リンシングは自立している。	大きな問題はないが、咀嚼が不十分になりがちなまま食べている。	清掃用具の支援に加え、口腔清掃行為の誘導や、日々の習慣化などに配慮する必要がある。介助の受け入れは自身が必要なことは困難な場合が多い。
中等度	5	買い物をひとりですることはできない。自動車の安全な運転ができない。明らかに釣り合いがとれていない組合せで服を着たり、季節にあった洋服を自分で適切に選ぶことができないために、介助が必要となる。毎日の入浴を忘れることもあるが、入浴させるときにうまくなだめすかして説得することが必要なこともある。入浴行為は概ね介助なしで可能。	口腔清掃を一人で遂行することは困難。誘導・介助が必要。義歯をなくしてしまいこんで紛失することもある。ガーグリングが困難になる。	口腔の巧緻性の低下。咀嚼運動の協調性の低下。咀嚼能力が下がり始める。目の前に食べ物があると食べてしまうことがある。	食事中、咀嚼せずに丸呑みしないよう、一口量の大きさなどに配慮する。本人のペースにあわせて配膳の誘導が必要。義歯の紛失に注意する。食事の様子の変化を注意深く観察し、提供方法を工夫する。
やや高度	6a	(a) 寝巻の上に普段着を重ねて着てしまう。靴ひもが結べなかったり、ボタンを掛けられない。左右間違えてしまうことがある。	口腔清掃に介助が必要。ガーグリング困難だがリンシングは促せば自立している。	食べ物の種類に合わせて食べることが困難になる。機会誤嚥が生じる。	食事中。咀嚼せずに丸呑みしないよう、一口の大きさなどに配慮する。
	6b	(b) 入浴時、お湯の温度・量を調節できなくなる。体もうまく洗えなくなる。浴槽に入ったり出たりすることもできなくなる。風呂上りにきちんと体を拭くことができない。風呂に入りたがらない、嫌がるという行動が認められることもある。	歯ブラシの使用が困難になってくる。口腔清掃したがらない。	嚥下の協調運動が困難なことがある。隣人の皿から食べることがある。	口腔清掃を誘導し、必要があれば介助清掃をするが、介助の導入は配慮が必要。食事の提供の仕方、食具に配慮が必要。
	6c	(c) トイレで用を済ませた後、水を流すや後始末をきちんと出来なかったり、拭くのを忘れる。用便後の不始末になってくる。	口腔清掃したがらず。複雑な義歯の着脱、取り扱いが困難になってくる。	口腔内での食物の処理。食塊形成が困難にて咀嚼することが困難。食形態によってはむせることが多くなる。	食形態に配慮が必要。義歯の着脱の支援が必要。口腔清掃の介助は本人のペースに配慮して行う。
	6d	(d) 尿失禁。適切な排泄行動が起こせない。	うがいの水を飲んでしまう事がある。口腔清掃の介助を嫌がる。	食形態によっては飲み込めない。口腔周囲筋能が低下し始める。	理解力低下に伴う口腔清掃介助拒否に配慮し、セルフケアうながしながら行う。
	6e	(e) 便失禁。攻撃的な行為、焦燥などがある。	口腔清掃の介助を嫌がる。簡単な義歯の着脱も困難になる。	舌運動機能低下があり、食べ方と嚥下機能の協調の不整合による誤嚥が認められる。	口腔清掃はセルフケア後に介助する必要がある。嚥下機能に合わせて食形態を変更する。
高度	7a	(a) 言葉が最大限約6語程度に限定され、完全な文章を話すことがしばしば困難となる。	セルフケア困難。コップを渡してもリンシング困難で、しばしば水を飲んでしまう。	口腔筋、特に舌の巧緻性の低下が著しい。食事介助に非常が始める場合がある。	口腔清掃はすべて介助で行う。食事前に口腔ケアを行う。
	7b	(b) 理解し得る語彙が約1語程度に限定され、発語も乏しくなる。	リンシング不可。	水が嚥下困難になる。嚥下反射の低下もみられる。弱い咳も出しにくい。	口腔感覚の惹起を目的に、食事前に口腔ケアをする。水分の誤嚥に配慮する。
	7c	(c) 歩行能力の喪失。歩行のバランスがとれない、拘縮がある。	義歯使用困難になる。介助清掃時の水分でむせる。	舌圧低下。嚥下反射が遅延し、水が嚥下時中にむせる。咳出はあっても弱く肺炎リスクがある。	誤嚥に留意して、姿勢に配慮して口腔ケアを行う。食事中はとくに水分の誤嚥に配慮し、一口量、ペーシングに配慮する。
	7d	(d) 着座能力の喪失。介助なして座位を保てなくなる。	口腔清掃時の水分では誤嚥しやすいため、介助清掃では水分の拭き取りが必要。	唾液でも誤嚥する。咳出が困難で、リクライニング位にする必要がある弱く喀出低下もある。	介助口腔清掃時の水分は咽頭に侵入しないように拭き取る。食事中は疲労を避けて補助栄養を検討する。
	7e	(e) 笑う能力の喪失。	セルフケア不可能。口腔乾燥がある。	口腔筋は弛緩しながら、口腔乾燥しやすく、口腔機能低下、喀出困難がある。	口腔機能低下から口腔粘膜になりやすく、積極的に保湿する必要がある。
	7f	(f) 無表情で寝たきり。	セルフケア不可能。口腔乾燥があり、積極的な保湿の必要がある。	常に唾液の誤嚥がある。	介助の口腔清掃は疲労を避けて行うようにすることが必要。積極的に保湿する必要がある。

本間昭、臼井樹子、梅本安子　高齢社会と脳神経の進歩　臨床編　料期（ステージ）分類　料期　Functional Assessment Staging (FAST)：日本臨床 2003：61(増9)：125-128. より改変引用.

枝広あや子、平野浩彦　他．認知症重度化にともなう口腔関連機能の変遷―Functional Assessment Staging (FAST) を基準にした検討―．老年歯科医学 29(2)、176-177、2014.

(枝広あや子：高齢者医療の歯科に関する要介護高齢者の口の管理のポイントを教えてください．Geriat Med 53(11)：1195-1198、2015. より改変)

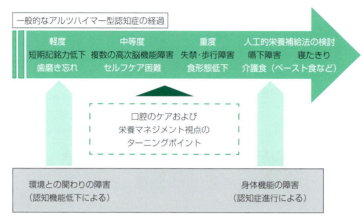

図2 認知症の口腔のケアニーズの変遷
(平野浩彦, 枝広あや子, 野原幹司, 坂本まゆみ：認知症高齢者への食支援と口腔ケア. p.23, ワールドプランニング, 2014. より改変)

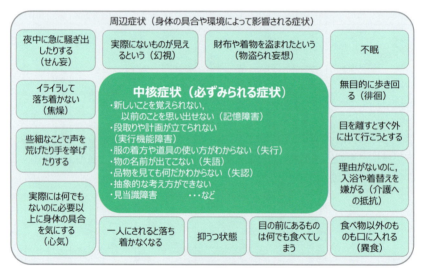

図3 中核症状とBPSD
(平野浩彦, 枝広あや子：拒食・異食・嚥下障害をどうする？ 認知症に伴う"食べる障害"を支えるケア. エキスパートナース 29(2)：22-27, 2013. より改変)

　中核症状とは，認知症の病態により直接引き起こされる高次脳機能障害のことで，記憶障害，見当識障害，理解・判断力の低下，実行機能の低下などが相当する（図3）．われわれは健常に脳機能（高次脳機能）が働いており不具合なく日常生活を営んでいるが，認知症の人の場合は高次脳機能が低下し，その機能が揺らぎ中核症状となり，高次脳機能に支えられていた日常生活行動が中核症状により揺らぎ出し，それがBPSDとして現れることになる．さらに認知症の人を取り巻く環境，対応が不適切な

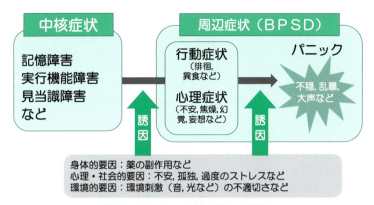

図4 認知症の中核症状とBPSD
(永田久美子：3．痴呆高齢者の看護．柿川房子ほか編，新時代に求められる老年看護，p.269-281，日総研出版，2000．より改変)

場合には，それが誘因となりBPSDの増大（パニック様の状況）が引き起こされる（図4）．BPSDは周囲の者にとって一見奇異な行動（言動）と映ってしまうが，高次脳機能障害により揺らいでしまった環境との関わりの障害を理解し，適切に対応することにより，認知症の人のパフォーマンスは大きく変化する．

　本稿ではADを中心にその進行とともに生じるさまざまな容態に応じた適時適切な対応の重要性について概説した．冒頭でも触れたが，8020運動の成功により多くの高齢者が多数の歯を残し，快適な食生活を享受できるようになってきた．その一方で，認知症の人の口腔衛生管理はその進行とともに困難になるため，抜歯を早期に計画することが望ましいとの指摘もある．しかし，この指摘の背景には「認知症の容態に応じた適時適切な対応」が不十分であることがあり，認知症の人への本質的な歯科治療の対応とは言い難い．認知症への理解を深め，歯科治療を含めた医療，介護などの提供を行うことができれば，認知症に焦点化した歯科治療のプラン作成の必要性は低くなる．しかし，認知症への理解の広がりの過渡期である現時点では，認知症に焦点化し歯科治療の対応を検討することは重要であり，本稿がその参考になれば幸いである．

〈平野浩彦〉

参考文献

1) 厚生労働省：「認知症施策推進総合戦略〜認知症高齢者等にやさしい地域づくりに向けて〜（新オレンジプラン）」について．http://www.mhlw.go.jp/stf/houdou/0000072246.html（2018年2月12日アクセス）
2) 合同会社HAM 人・社会研究所：平成27年度厚労省事業「歯科医師，薬剤師，看護師および急性期病棟従事者等への認知症対応力向上研修教材開発に関する研究事業」報告書．http://ham-ken.com/wp/?page_id=742（2018年2月12日アクセス）

3) 枝広あや子：高齢者医療での歯科に関する Minimum Skills，認知症などをもつ要介護高齢者の口の管理のポイントを教えてください．Geriatric Medicine（老年医学）53(11)：1195-1198，2015.

4) 枝広あや子，渡邊　裕，平野浩彦，古屋純一，中島純子，田村文誉，北川　昇，堀　一浩，原哲也，吉川峰加，西　恭宏，永尾　寛，服部佳功，市川哲雄，櫻井　薫（日本老年歯科医学会ガイドライン委員会）：認知症患者の歯科的対応および歯科治療のあり方　学会の立場表明2015．老年歯学 30(1)：3-11，2015.

5) 平野浩彦：平成 25 年度厚生労働科学研究費補助金（長寿科学研究開発事業）研究　要介護高齢者等の口腔機能および口腔の健康状態の改善ならびに食生活の質の向上に関する研究．（H25-長寿-一般-005）報告書，2013.

6) 平野浩彦：認知症高齢者の歯科治療計画プロセスに必要な視点．日補綴会誌 6(3)：249-254，2014.

7) 平野浩彦，枝広あや子，野原幹司，坂本まゆみ：認知症高齢者への食支援と口腔ケア．ワールドプランニング，東京，23，2014.

8) 平野浩彦：不安を受け入れてうまくいくトラブルをよばない認知症患者さんへの対応．歯科衛生士 40(1)：54-65，2016.

4 **薬剤関連の確認**

1. 高齢者における薬物動態の変化と有害事象

　高齢者医療の現場において，薬物を処方する際には，高齢者の生理学的特徴と加齢により修飾される種々の薬物動態を理解したうえで，発現しうる有害事象（広義の副作用）をできるだけ回避し，薬物の効率的な効果を期待することが重要である．加齢による生理学的な変化は，薬物の吸収，分布，代謝，排泄において薬物動態に変化を及ぼし，血中濃度の上昇は，過度の薬物感受性をもたらし有害事象の要因となる（**表 1**）[1]．高齢者の薬物有害事象は，入院，外来問わず高齢者の 10％前後に認められるとされ，精神神経系，循環器系，造血器系などの多臓器にわたり発現し，重症例も多い[1,2]．

　高齢者の薬物有害事象の要因は，機能上と疾患上の要因に大別される（**表 2**）[1]．機能上の要因としては，薬物代謝に関わる腎臓，肝臓をはじめとする臓器予備能の低下や加齢による薬物動態の変化があげられ，これらが過量投与を招くことになり，有害事象を発現させ，重篤化，遷延化しやすい傾向にある．そして，認知機能や聴力，視力の低下から，服薬アドヒアランス*（adherence）が低下し，誤って過量服用するなどのリスクを有することになる．疾患上の要因では，複数の慢性疾患を合併することから，複数の診療科における多剤併用（ポリファーマシー：polypharmacy）による重複処方や相互作用，さらに長期連用により蓄積されるリスクが内在する．また，高齢者の疾患は，症状発現が非定型的で，個人差が大きいことから，臨床上，誤診による誤投薬や対症療法による多剤併用に陥りやすい．

（*__服薬アドヒアランス__：かつては，服薬コンプライアンス（compliance）として，患者が服薬指示を遵守することを意味していたが，インフォームドコンセントの概念の浸透により，服薬アドヒアランス（adherence）の考え方が主流となった．服薬アドヒアランスは，患者が疾病を理解し，治療に積極的に参加することを前提に，服薬に際しても，自己決定のもとに，服薬規定の遵守の可能性，その阻害因子，予想される副作用などについて，患者，医療者相互で十分に検討し，患者が主体的かつ能動的に服薬することを意味する．）

2. 日常臨床における薬物処方と有害事象

1）抗菌薬

　高齢者は，胸腺の退縮に代表される各種免疫機能の低下と異常を認め，感染症に対する防御機能が低下し，易感染性を有する．そのため，高齢者に対する抗菌薬投与は，各種薬物動態の変化を踏まえ，副作用の発現や，腎機能低下などを念頭に，その必要

第2章　高齢者が来院したら

表 1　高齢者における薬物動態の変化

薬物吸収	消化管機能の低下により，鉄剤，ビタミン剤などは吸収が低下することがある．
薬物分布	水溶性薬物の血中濃度が上昇しやすく，脂溶性薬物は脂肪に蓄積する． 加齢や低栄養による血清アルブミンの低下により，薬物の血漿中タンパク結合率が減少し，過度の遊離型薬物濃度が上昇する．
薬物代謝	加齢に伴う肝機能の低下により，肝臓での代謝機能が低下する．肝代謝型薬物は血中濃度が上昇しやすい．
薬物排泄	加齢に伴う腎機能の低下により，腎排泄型薬物は血中濃度が上昇しやすい．

表 2　高齢者における薬物有害事象

要因	高齢者の疾患・生理的な特徴	有害事象の要因
機能上の要因	臓器予備能の低下　薬物動態の変化	過量投与
	認知機能，聴力，視力の低下	服薬アドヒアランス低下 誤服用
	口腔・嚥下機能の低下	服薬困難（口腔咽頭残留・不顕性誤嚥）
疾患上の要因	複数の慢性疾患を合併	多剤併用（複数診療科併診） 長期連用
	症状発現が非定型的・個体差大	誤投薬（誤診） 多剤併用（対症療法）
社会的要因		投薬中断（過少医療）

（日本老年医学会　日本医療研究開発研究費・高齢者の薬物治療の安全性に関する研究　研究班編：高齢者の安全な薬物療法ガイドライン2015．p.12-15，2015．より改変）

性について慎重に判断し，効果的な最小限量を投与する必要がある．一般的に高齢者に対する抗菌薬の選択は，対象とする原因菌を同定し，抗菌域の狭い薬剤が望ましい．歯科領域では，ペニシリン系，セフェム系，マクロライド系が頻用される．高齢者では，潜在的な腎機能低下と低体重であることが多いので，抗菌薬の投与量は，成人投与量の1/2〜1/3を基準として決定される[1,3]．また投与回数は，薬剤の排泄経路と腎機能（クレアチニンクリアランス：Ccr）を基準に血中半減期（$T_{1/2}$）を考慮して決定される．Ccrは，血清クレアチニン値をもとに，推定値を算出できる（**表3**）[4-6]．

　高齢者の経口抗菌薬投与では，セフェム系，ペニシリン系などは1日投与量を1/2〜1/3として，1日2回投与を原則とし，$T_{1/2}$が長いニューキノロン系では，1日1回投与とすることが望ましい．

　有害事象として，ペニシリン系抗菌薬，セフェム系抗菌薬では，皮疹や呼吸困難，ショック症状を伴う劇症型のアレルギー（アナフィラキシーショック）をきたすことがある．また，過敏性腸炎，下痢などの消化器障害をきたすことがあり，高齢者では

4 薬剤関連の確認 *43*

表3 血清クレアチニン値から算出するクレアチニンクリアランス推定値と腎障害

○Cockcroft-Gault の Ccr 計算式[4]
　　男性：{(140－年齢)×体重 (kg)} / {72×血清クレアチニン値 (mg/dL)}
　　女性：0.85×{(140－年齢)×体重 (kg)} / {72×血清クレアチニン値 (mg/dL)}
○安田の式[5]
　　男性：(176－年齢)×体重 (kg) / (100×血清クレアチニン値 (mg/dL))
　　女性：(158－年齢)×体重 (kg) / (100×血清クレアチニン値 (mg/dL))

医薬品添付文書上は，以下のようにしていることが多い[6]
　　Ccr　30 mg/dL　以下（未満）　高度または重篤な腎障害
　　Ccr　30 mg/dL　以上　50 mg/dL　以下（未満）　中等度の腎障害

（文献4），5），6）より作成）

投薬後の経過観察が必要である．さらに，ワルファリンカリウムと相互作用を呈することがある（後述）．

2）消炎鎮痛薬

非ステロイド系消炎鎮痛薬（NSAIDs）の投与に際しては，アスピリン喘息に留意が必要である．アスピリン喘息（NSAIDs 過敏喘息）は，アラキドン酸シクロオキシゲナーゼ（COX）阻害作用をもつアスピリン様薬剤による過敏反応として発症する喘息発作で，蕁麻疹，血管性浮腫，アナフィラキシーショックなどを合併し，死亡リスクを伴う重篤な副作用である．軽症であっても，既往がある場合は，NSAIDs の投与は禁忌である．そして，NSAIDs の多くは，腎排泄型薬物であるため，腎障害をきたすことがある．さらに，胃腸障害として穿孔を伴う消化性潰瘍をきたす恐れがあり，大量出血により貧血や出血性ショックに至ることもある．高齢者では発症頻度が高い傾向にあるため，投与に際しては最小限の投与にとどめ，消化性潰瘍の既往がある場合は，投与を避ける．また，ワルファリンカリウムやレボフロキサシンと相互作用を呈することがある（後述）．

COX-2 選択阻害薬セレコキシブ（セレコックス®）は，従来の NSAIDs に比して消化性潰瘍の発症率は低い．歯科領域では，手術後，外傷後ならびに抜歯後の消炎，鎮痛に保険適用がある．しかし，心筋梗塞や脳卒中などの心血管系血栓塞栓性リスクを増大させる報告があり，重篤な心機能不全のある患者や冠動脈バイパス再建術の周術期患者には禁忌となっている．

消炎作用はないが解熱鎮痛薬であるアセトアミノフェンは，長期投与が可能で，NSAIDs にみられる消化性潰瘍や腎機能障害が少ないため高齢者に適用しやすい薬剤である．しかし，アセトアミノフェンは肝代謝性の薬物であるため，肝機能障害を有する場合には，投与を控えるのが望ましい．

44　第2章　高齢者が来院したら

3. 相互作用を考慮すべき薬物

　高齢者歯科医療において高頻度に処方される薬物は，抗菌薬，消炎鎮痛薬，抗真菌薬などがあげられる．これらの薬物は，薬物相互作用により重篤な有害事象を引き起こす可能性を有するため，基本的知識の具備は重要である．特に併用により薬理作用を増強させるものは使用の際には注意が必要である．医薬品添付文書において，「併用禁忌（併用しないこと）」と「併用注意（併用に注意すること）」に分けて記載されている．

1）代表的な抗菌薬と相互作用を有する薬物

【併用禁忌】

　歯科領域で保険適用を有する抗菌薬で，併用禁忌薬剤が表記されているのは，クラリスロマイシン（クラリス®，クラリシッド®など）である．血管性頭痛，片頭痛，緊張性頭痛などに投与されるエルゴタミン製剤（クリアミン®など）との併用により血管攣縮などの重篤な副作用を起こす恐れがある．また，不眠症治療薬であるスボレキサント（ベルソムラ®）も，スボレキサントの作用を増強する恐れがあるため併用禁忌となっている．

【併用注意】

　アモキシシリン（サワシリン®など），セフジニル（セフゾン®など），クラリスロマイシン（クラリス®，クラリシッド®など），アジスロマイシン（ジスロマック®など），レボフロキサシン（クラビット®など）など多くの抗菌薬は，抗凝固薬ワルファリンカリウム（ワーファリン®など）との併用で，ワルファリンカリウムの作用を増強させることがあるので注意が必要である．また，ファロペネム（ファロム®）は，利尿薬フロセミド（ラシックス®など）との併用で腎毒性を増強させることがある．そのほか，クラリスロマイシンは，ベンゾジアゼピン系睡眠導入剤トリアゾラム（ハルシオン®など）との併用で，トリアゾラムの作用を増強させる．

　また，ニューキノロン系抗菌薬レボフロキサシンは，フェニル酢酸系またはプロピオン酸系の非ステロイド性消炎鎮痛薬（ジクロフェナクナトリウム，ロキソプロフェンナトリウム水和物など）との併用で痙攣を起こす恐れがある．

2）代表的な抗真菌薬と相互作用を有する薬物

【併用禁忌】

　口腔カンジダ症に保険適用を有する代表的な抗真菌薬であるイトラコナゾール（イトリゾール®）とミコナゾール（フロリードゲル®）には併用禁忌薬が多い（表4）．いずれも該当薬剤の血中濃度を上昇させ，作用を増強し，重篤な副作用を起こす恐れが

表4 口腔カンジダ症治療薬（抗真菌薬）の併用禁忌薬物

イトラコナゾールとの併用禁忌薬	ミコナゾールとの併用禁忌薬
ピモジド（オーラップ） キニジン（硫酸キニジン） ベプリジル（ベプリコール） トリアゾラム（ハルシオン） シンバスタチン（リポバス） アゼルニジピン 　　（カルブロック，レザルタス配合錠） ニソルジピン（バイミカード） エルゴタミン（クリアミン配合錠） ジヒドロエルゴタミン（ジヒデルゴット） エルゴメトリン 　　（エルゴメトリンマレイン酸塩注） メチルエルゴメトリン（メテルギン） バルデナフィル（レビトラ） エプレレノン（セララ） ブロナンセリン（ロナセン） シルデナフィル（レバチオ） タダラフィル（アドシルカ） アスナプレビル 　　（スンベプラ，ジメンシー配合錠） バニプレビル（バニヘップ） スボレキサント（ベルソムラ） イブルチニブ（イムブルビカ） チカグレロル（ブリンタ） アリスキレン（ラジレス） ダビガトラン（プラザキサ） リバーロキサバン（イグザレルト） リオシグアト（アデムパス）	ワルファリンカリウム（ワーファリン） ピモジド（オーラップ） キニジン（硫酸キニジン） トリアゾラム（ハルシオン） シンバスタチン（リポバス） アゼルニジピン 　　（カルブロック，レザルタス配合錠） ニソルジピン（バイミカード） ブロナンセリン（ロナセン） エルゴタミン酒石酸塩（クリアミン配合錠） ジヒドロエルゴタミンメシル酸塩 　　（ジヒデルゴット等） リバーロキサバン（イグザレルト） アスナプレビル 　　（スンベプラ，ジメンシー配合錠） ロミタピドメシル酸塩（ジャクスタピッド）

（日本医薬品集フォーラム監修：日本医薬品集 医療薬2019[7]）における併用禁忌薬剤一覧表を基に作成）

あるためである．特に処方数が多いベンゾジアゼピン系睡眠導入剤トリアゾラムでは，心停止をきたした症例もあり，併用を避けなければならない．

【併用注意】

イトラコナゾールとミコナゾールは併用注意薬も多い．特にワルファリンカリウムとの併用で，ワルファリンカリウムの抗凝血作用の増強をきたすことがある．

3）代表的な非ステロイド系消炎鎮痛薬と相互作用を有する薬物

【併用禁忌】

歯痛や抜歯後などに用いられる代表的なフェニル酢酸系消炎鎮痛薬であるジクロフェナクナトリウム（ボルタレン®など）は，カリウム保持性利尿薬であるトリアムテレン（トリテレン®）との併用で，急性腎不全が発現することがあり併用禁忌となっ

ている.

【併用注意】

ジクロフェナクナトリウム，ロキソプロフェンナトリウム水和物（ロキソニン® など），メフェナム酸（ポンタール® など）などは，ワルファリンカリウムとの併用で，ワルファリンカリウムの抗凝血作用の増強をきたすことがある.

アスピリン，他の非ステロイド系消炎鎮痛薬，副腎皮質ステロイド薬との併用により，胃腸障害（消化性潰瘍）の副作用が増強されるため，重複処方に注意を要する.

4. 確認が必要な処方薬

高齢者は複数の疾患に罹患し，複数の医療機関から処方された多剤併用傾向にある. 処方薬には，相互作用や副作用のほかに，歯科治療上配慮が必要な薬物がある.

1）易感染性を考慮すべき代表的な薬物

薬物の中には，宿主の免疫機能を低下させ，易感染性をきたす薬物がある. 代表的な薬物が副腎皮質ステロイド薬（プレドニゾロンなど）である. そして，関節リウマチなどに処方される生物学的製剤（トシリズマブ，インフリキシマブ，エタネルセプトなど）や免疫抑制薬（メトトレキサート（MTX），タクロリムスなど）も，日和見感染を惹起することがあるので，注意が必要である. また，近年がん患者の外来化学療法や経口抗がん薬（ティーエスワン®，ゼローダ®，イレッサ®，スーテント® など）による治療も普及しており，がんの化学療法薬も確認が必要であり，定期的に好中球数などを確認しておくことが望ましい.

2）出血傾向に配慮を要する代表的な薬物

心血管の血栓性疾患（心筋梗塞，脳梗塞など）の予防，治療に用いられる抗血小板薬（バイアスピリン，塩酸チクロピジン，シロスタゾール，クロピドグレル，アンプラーグなど），抗凝固薬（ワルファリンカリウム，ダビガトラン，リバーロキサバン，アピキサバンなど）は出血傾向を有するため，抜歯に際しては留意が必要である.

3）薬剤関連顎骨壊死の発症に配慮が必要な薬物

骨粗鬆症やがんの骨転移などに用いられる骨吸収抑薬（ビスフォスフォネート薬，デノスマブ）や血管新生阻害薬（ベバシズマブ，スニチニブなど）は，薬剤関連顎骨壊死（MRONJ）をきたすことがあり，口腔衛生管理や歯科治療上配慮を要する. 関節リウマチなど種々の自己免疫疾患患者で副腎皮質ステロイド薬の長期投与を受けている際に，ステロイド性骨粗鬆症の予防のために骨吸収抑制薬を併用している場合や，

近年，高齢者に増加傾向にある多発性骨髄腫や前立腺癌，乳癌の骨転移患者に対して，外来通院下に注射薬であるビスフォスフォネート薬（ゾメタ® など），デノスマブ（ランマーク®）などが投与される．また，骨粗鬆症治療にもデノスマブ（プラリア®）が投与されることがあるため，注射薬の確認も必要である．

5. 処方時の注意事項

1）患者の既往歴（処方歴），処方内容の確認

処方内容の確認は，一般的には患者が持参する「おくすり手帳」で確認できるが，複数の医療機関で処方されている場合は，記載漏れがありうるので注意を要する．配慮を要する薬物がある場合は，病状，処方期間を含めて主治医への対診（情報提供依頼）が重要である．

2）薬剤アドヒアランスに関わる患者のコミュニケーション能力の把握

服薬アドヒランスに関わる認知機能低下，視力低下，難聴，抑うつ傾向などについて把握しておく．

3）薬物動態や有害事象（副作用）に影響をきたす全身状態，疾患の把握

薬物の吸収，分布，代謝，排泄に影響を及ぼす腎機能や肝機能の障害について把握し，薬物アレルギー，アスピリン喘息，消化性潰瘍などの既往の聴取も確実に行っておく．

4）主治医対診

前述の歯科治療上，確認が望ましい処方薬に関しては，主治医に対診して全身状態を踏まえて把握しておくことが重要である．たとえば，副腎皮質ステロイド薬に関しては，投与薬剤の1日使用量と処方期間を確認し，抗がん薬では，治療のレジメン（治療に用いる複数の抗がん薬の組合せ）と治療スケジュール，さらに白血球数や血小板数減少などの血液系有害事象の発現の有無を確認しておく．抗がん薬の代表的な有害事象である骨髄抑制作用により白血球減少による易感染性，血小板減少による出血傾向などをきたすためである．また，抗がん薬の中には血管新生阻害作用を有し，創傷治癒遅延傾向をもたらす薬物もあり，抜歯などの観血的処置が必要な場合は，対診時に処置の必要性を明記しておく．また，出血傾向をきたす恐れのあるワルファリンカリウムの処方があった際には，同薬のモニタリング数値であるPT-INR（プロトロンビン時間国際標準比）の直近の数値に関して情報提供を依頼する．本邦の抗血栓療法患者の抜歯に関するガイドライン[8]においては，PT-INR値が3.0以下であればワル

ファリンカリウムの継続下に抜歯を行っても重篤な出血性合併症は生じないとされている．骨粗鬆症やがんの骨転移などの患者で骨吸収抑薬や血管新生阻害薬を投与され，MRONJ の発症に配慮が必要な薬物処方がある場合は，骨粗鬆症であれば，骨密度や骨折のリスクについて，がん患者では，患者の全身状態について主治医に情報提供を求めておく．そして，薬剤の投与期間とスケジュールを明らかにしておくことが重要である．

　歯科治療上，処方が必要であるが，すでに服用されている薬との間に相互作用があり，併用禁忌もしくは併用注意の薬物に該当する場合は，処方の対象となる歯科疾患の重篤度や薬物治療の必要性を，エビデンス，有効性などを含めて再検討して，既処方薬の変更または休薬を主治医に相談することが肝要である．既処方薬の変更または休薬が困難で，全身状態が優先される場合には，薬物療法以外の治療を検討することになるので，効果的な治療法に欠ける場合は，その旨を主治医にわかりやすく説明する必要がある．

5）特に慎重な投与を要する薬物への対応

　日本老年医学会は，2015 年に高齢者の安全な薬物療法ガイドラインを策定，公表した[1]．ガイドラインでは高齢者でも特に薬物有害事象のハイリスク群である 75 歳以上の高齢者またはそれ以下の年齢でも，フレイルまたは要介護状態の高齢者を対象として，特に慎重な投与を要する薬物を定め，その投与に際しての考え方を示している．歯科領域で用いられる薬物では，特に慎重な投与を要する薬物に指定されたのは，すべて NSAIDs である．これらの薬物は，腎機能低下，消化管性出血のリスクがあるため，使用をなるべく短期間にとどめ，中止困難例では消化管の有害事象予防のためプロトンポンプ阻害薬やミソプロストールの併用や，低用量の COX-2 選択阻害薬セレコキシブの使用を推奨している．

　前者は，投与に際しては内科対診を要するが，セレコキシブの投与は，手術後，外傷後ならびに抜歯後の消炎・鎮痛として歯科の保険適用が認められている．高齢者は，痛みの閾値が高く，痛みに対して鈍感な傾向を有する[9]．そのため，抜歯，抜髄などの歯科処置後に疼痛発現時の頓用として処方することが多いジクロフェナクナトリウム，ロキソプロフェンナトリウム水和物，メフェナム酸などの NSAIDs に関しては，その処方の必要性を慎重に判断し画一的な処方を避けるべきで，その使用量も最低限に留める配慮が必要である．また，歯痛時などの処方の際にも，漫然とした長期投与を避け，経過観察のための再受診を早期に促し，胃腸障害などの有害事象発現の有無を確認するのが望ましい．

（田中　彰）

文　献

1) 日本老年医学会　日本医療研究開発研究費・高齢者の薬物治療の安全性に関する研究　研究班編：高齢者の安全な薬物療法ガイドライン 2015. 12-15, 2015.

2) 鳥羽研二, 秋下雅弘, 水野有三ほか：薬剤起因性疾患. 日老医誌 36：181-185, 1999.

3) 日本感染症学会, 日本化学療法学会編：抗菌薬使用のガイドライン. 23-26, 2010.

4) Cockcroft DW, Gault MH：Prediction of clearance from serum creatinine. Nephron 16：31-41, 1976.

5) 安田兵衛：腎機能の年齢的変化に関する研究—糸球体濾過値を求める式およびノモグラムの人種差. 医学と生物 101：83-86, 1980.

6) 神田　藍, 川﨑淳史, 森田理恵子ほか：医療用医薬品添付文書における「腎機能」に関する記載内容についての検討. 臨床薬理 44(4)：313-318, 2013.

7) 日本医薬品集フォーラム監修：日本医薬品集 医療薬 2019. じほう, 東京, 2019.

8) 日本有病者歯科医療学会, 日本口腔外科学会, 日本老年歯科医療学会編：科学的根拠に基づく抗血栓療法患者の抜歯に関するガイドライン 2015 年改訂版. 23, 2015.

9) Schludermann E, Zudec JP：Effects of age on pain sensitivity. Perceptual Motor Skills 14：296-301, 1962.

第 3 章

治療時に
注意すべき事項

52　第3章　治療時に注意すべき事項

1 歯科治療

1. 診療台への移乗と診療体位

　高齢者は既往疾患がない場合でもフレイル*1やロコモティブシンドローム*2のため，ADL（日常生活動作）の低下から診療台への移乗がスムーズに行えない．また，車椅子からの移乗では介助が必要なことがあり，片麻痺などの運動麻痺がある患者は同行者による慣れた介助が必要になる．さらに，診療台の角度を変化させる場合には麻痺側に体が傾斜する傾向があり，可動部に手や足をはさまないようにする．

　また，頸部の筋力が低下するため診療台を水平にすると頭部と頸部の姿勢保持が困難となり，ヘッドレストの位置によっては舌根が沈下して呼吸困難感を呈する．そのため診療台をゆっくりと動かし所定の体位にすることと，正しいヘッドレストの位置決めをする．さらに脊柱管狭窄症などにより水平位で腰部や臀部の痛みが増悪することがあり，診療を開始する前に十分な病歴聴取をする．

　さらに，チェアーを水平位から座位に戻すときは起立性低血圧症を予防するため，一度に座位に戻さずに声をかけながら段階的に戻す．

(*1 **フレイル（frailty）**：多くの生理機能が加齢によって累積的に減退することにより生じる老年症候群である．転倒等の身体的問題，入院や認知機能障害等の精神心理的問題，独居や経済的困窮等の社会的問題を含む概念である．体重の減少，歩行速度の低下，握力の低下，疲れやすい，身体の活動レベルの低下のうち3つが当てはまるとフレイルとみなす．)

(*2 **ロコモティブシンドローム（locomotive syndrome）**：運動器（骨，関節，靱帯，脊椎，筋肉，腱，末梢神経等）の障害により要介護になっているか，または要介護になるリスクが高い状態をいう．メタボリックシンドロームや認知症と同様に健康寿命の短縮，寝たきりや要介護状態の三大要因である．)

2. 器具による軟組織損傷

　高齢者は，成人には可能な姿勢保持も苦痛なことがある．また，鼻咽腔を閉鎖しての鼻呼吸がうまく行えず，口呼吸となり息継ぎの際に口を閉じたり，舌が大きく動いたりする．そのためエアータービンによる舌や頬粘膜の損傷を生じることがあり，息継ぎのタイミングを見計らいながらの治療が必要である．また，息継ぎがうまくいかなかったりむせのため大きく顔を背けることがあり，口腔内のみではなく口唇や顔面皮膚への損傷にも注意が必要である．さらに，根管清掃薬やセメントなどの臭いに咳き込んだりむせたりすることがあり同様の注意が必要である．

3. 歯の破折や脱臼

　高齢者の歯は咬耗などによりエナメル質が薄くなり亀裂が生じる．そのため，わずかな衝撃で歯冠や歯冠歯根破折を生じる．高齢者は長時間の開口が苦痛であり，急な体位変換を起こすことがあり，エアータービンなどの器具が歯に接触，衝突することがある．また，抜歯時に隣在歯の脱臼を起こすことがあり，歯周病よる動揺歯がある場合や連続する歯列の中間歯抜去の場合には両隣在歯に注意する．

4. 器具破損による周囲組織の損傷

　バーやファイルなどが破損して軟組織内に迷入したり根管内に残留することがある．高齢者の歯には亀裂があり，それらの硬さの違いから切削時にバーが破損，飛散して軟組織内に迷入することがある．エックス線写真にて位置を確認して摘出する必要がある．また，象牙質が硬化して根管が狭窄するため，根管治療時にファイルやリーマーが破折することがあるので，劣化していない新しい器具を使用する．

5. 試適物，除去物や器具の誤嚥

　現在は水平診療が一般的であり，高齢者では喀出機能が低下しており口腔内に落下した試適物，除去物や器具はそのまま咽頭部に落下する．また，口腔内感覚の低下から異物が存在することが認知できず，そのまま誤飲，誤嚥することがある．誤飲した場合は異物の種類により排泄されるまで経過観察するか，内視鏡などで摘出する．誤嚥が疑われる場合，至急呼吸器内科を受診し処置を受けることが必要である．また，異物の誤嚥のみではなく，不顕性の誤嚥による誤嚥性肺炎を起こすことがあり，半座位または座位などによる診療姿勢も考慮する必要がある．

6. 顎関節脱臼

　高齢者は下顎頭の平坦化や萎縮，関節結節の吸収や平坦化および下顎窩前方の関節隆起の摩耗により，相対的に関節窩が浅くなり脱臼しやすい状態になっている．また，顎関節周囲の筋力の低下によりさらにその状態は助長されるため，長時間の開口や臼歯部の治療時に最大開口位を長く保持する場合は閉口による休息をとる．歯科治療を契機に習慣性脱臼に陥ることがあり，下顎角が開大した long face では習慣性脱臼になりやすい．

7. 皮下気腫と皮下血腫

　皮下気腫は，エアータービンの圧縮空気が骨膜に沿って組織の間隙に侵入するために捻髪音を生じる偶発症であるが，エアーシリンジによる送風で発症することもある．

高齢者は組織の結合性が粗であるため発症しやすい．また，同様に出血が組織間隙に起こり血腫を形成しやすく，局所麻酔時の刺入点を少なくすることや外科処置時には十分な止血が必要である．さらに，バキュームによる同一部位の吸引により皮下血腫を生じることがあり，特に口底粘膜部には注意が必要である．

8. 骨折

　顎骨の骨折を生じることはきわめて稀であるが，歯槽骨の骨折は時として起こる．孤立した歯の抜去時には頬側の皮質骨の剥離骨折が多く，頬側皮質骨を歯と共に骨折，分離させてしまう．また，大臼歯部の抜去では歯根の分割を行わないまま抜歯すると，歯槽中隔や頬側の歯槽骨を含めて骨折させることがある．高齢者では歯根と歯槽骨とが癒着していることがあり，副腎皮質ステロイドの長期服用患者，透析患者や骨粗鬆症患者では特に注意が必要である．

（髙井良招）

2 全身状態

1．腎機能低下（人工透析）

1）腎臓の機能

腎臓は心拍出量の 20 ～ 25％にあたる 150 L の血漿成分を受け取り，それを濾過し 1 日に 1 ～ 2 L の尿として排泄している．これによって体液にあるナトリウムやカリウムなどの電解質の量と濃度を維持し，尿素やクレアチニンなどの窒素代謝産物を排泄する．腎臓はレニンならびにエリスロポエチンを分泌し，前者はアンギオテンシン II を介して血圧を調節し，後者は骨髄の前赤血球に作用して赤血球の産生を促す．1.25 ジヒドロキシコレカルシフェロール（1.25-DHC）はカルシウム代謝を調節している．さらに，血中の pH を 7.4 程度に保つなど，重要な機能を担っている．

2）高齢者の腎機能

40 歳以降に腎重量は減少を始め，80 歳以上では 70％になるといわれ，濾過機能のある糸球体の数も減少してくる．個人差はあるものの，加齢により腎機能が低下するので上述した尿の生成，体液電解質の恒常性の維持，血圧の調節，カルシウム代謝，血液 pH の変動などがみとめられるようになる．たとえば，糸球体濾過率を推定するために使われるクレアチニンクリアランス Ccr は，80 歳では若年者に比べて 50％にまで低下する．ただし，エリスロポエチンの産生は加齢による変化がないという．すなわち，腎機能が障害されると尿の排泄ばかりでなく，血圧などの循環器系，電解質をはじめとする体液バランス，カルシウム代謝などに大きな影響が出やすく，また，それらに個人差がみられるということになる．

3）慢性腎不全

タンパク尿などの腎障害がみられ，糸球体濾過率（GFR：Glomerular Filtration Rate）が 60 mL/min/1.73 m² を下回る場合を慢性腎不全（CKD：Chronic Kidney Disease）とよび，わが国では 1330 万人（成人の 8 人に一人）が該当するといわれる．初期は無症状であるが，進行すると血液量が増加し，高血圧と動脈硬化が進み，心嚢液が貯留し，電解質のバランスが崩れる．また，代謝性アシドーシスと慢性貧血が出現し，出血時間が延長し，嘔気・嘔吐がみとめられようになる．その他，耐糖能異常，易感染性，中枢神経障害も生じてくる．

高齢者の場合には若年者よりもはるかに罹患者が多いと考えられ，加えて症状や検

査値に大きな個人差がある．まず，慢性腎不全の評価を正確に行う．必要に応じて内科担当医へ診療情報提供書を送り，現在の状態を問い合わせることも必要になってくる．そして，Ccr をはじめとする検査データ，貧血，出血傾向，高血圧，心不全，易感染性などについて情報を得る．また，現在の投薬内容も正確な評価には有効である．

　特に，歯科治療に付随する投薬については十分な検討が必要となる．慢性腎不全を合併している場合には，抗菌薬や解熱鎮痛消炎薬投与のメリットがデメリットよりも大きいと判断する場合にだけ適応となる．表1 に慢性腎不全患者に投与する量や投与間隔を示した．また，腎不全が増悪している場合には歯科治療自体を控えることも検討する．

4）腎透析

　慢性腎不全が悪化すると，排泄されるべき老廃物が体内に蓄積したり，電解質や水分の均衡が保てなくなったりして，尿毒症に陥る．そこで，老廃物や有害物質を除去するために透析が行われる．透析には半透膜として人工膜を用いる血液透析と生体膜を用いる腹膜透析とがある．

　血液透析は，上腕に設置したブラッドアクセス（橈側動脈と橈側皮静脈）から血液を導き透析器で行い，週2〜3回，毎回4〜5時間を要し，体外循環となるので抗凝固薬のヘパリンを用いる．

　腹膜透析は半透膜として腹膜を用い，4〜6時間毎に1.5〜2Lの透析液を交換する方法で，体外の透析装置や抗凝固薬が不要で通院回数が減らせるが，腹膜炎の可能性や重症の場合には適応できない，数年以上経過すると腹膜機能が低下してくるなどのため，それほど普及してはいない．

　腎透析を受けている患者には透析当日の6時間以内には治療を行わず，翌日に行うほうが体液や電解質バランスが安定していて，ヘパリンの効果が減弱するので安全である．透析患者では血圧などの循環動態が不安定なので，バイタルサインのモニタが必要となる．その際血圧計のカフは，ブラッドアクセスのない側の上腕に設置する．特に高齢者の場合には，腎毒性のある薬物投与は避けるが，感染を予防するために術前の抗菌薬投与を検討する．さらに，高齢者の場合には血液透析の際に輸血を受けていることがあるので，ウイルス性肝炎などの感染症を合併している場合があり，そのリスクも勘案する．

表1　慢性腎臓病のある患者に対する薬物療法

必要な投与量の調整（％）あるいは投与間隔の変更（時間）

分類	一般名	商品名	製薬会社	CCr (mL/min) >50	CCr 10～50	CCr <10	HD（透析）	透析性
鎮痛薬	アセトアミノフェン	カロナール	昭和薬化工	1回400mgを目安に適宜増減，最大4g/日	重篤な腎障害のある患者は禁忌になっているが，消化性潰瘍や腎虚血・抗血小板作用が無く安全性が高い．長期高用量では腎機能低下や肝機能障害のリスクがあるため，できるだけ短期間少量での投与が望ましい			20～50%
鎮痛薬	インドメタシン	インダシン インテバンSP	大日本住友	25～75mg 分1～3	腎障害を悪化させるおそれがあるため重篤な腎障害には禁忌		重篤な腎障害には禁忌だが減量の必要なし	×
鎮痛薬	ジクロフェナクナトリウム	ボルタレン錠	ノバルティス	25～100mg 分1～3				×
鎮痛薬	セレコキシブ	セレコックス	アステラス/ファイザー	200～400mg 分2				×
鎮痛薬	ロルノキシカム	ロルカム	大正富山	12～18mg 分3（術後外傷後・抜歯後は8～24mg）				×
鎮痛薬	ロキソプロフェンナトリウム水和物	ロキソニン	第一三共	60～180mg 分1～3				×
ペニシリン系	アモキシシリン水和物	サワシリン/パセトシン	アステラス/協和発酵キリン	1回250mg 6～8h毎	1回250mg 8～12h毎	1回250mg 24h毎	250mg 分1, HD日はHD後投与	○
ペニシリン系	アンピシリン・クロキサシリン配合	ビクシリンS	Meiji Seika ファルマ	1.5～4g 分2～4	1g 6～12h毎	1g 12～24h毎	1g 12～24h毎 HD日はHD後投与	○
セフェム系	セフカペンピボキシル塩酸塩水和物	フロモックス	塩野義	300～450mg 分3	200mg 分2	100～200mg 分1～2	100mg 分1, HD日はHD後投与	○
セフェム系	セフジトレンピボキシル	メイアクト	Meiji Seika ファルマ	300～600mg 分3	200～300mg 分2～3	100～200mg 分1～2	100～200mg 分1～2	×
セフェム系	セフジニル	セフゾン	アステラス	300mg 分3	200～300mg 分2～3	100～200mg 分1～2	100～200mg 分1～2, HD日はHD後投与	○
セフェム系	セフポドキシムプロキセチル	バナン	第一三共/グラクソ・スミスクライン	200～400mg 分2	1回100～200mg 12h毎	1回1,000mg 24h毎	100mg 分1, HD日はHD後投与	○
セフェム系	セフメタゾールナトリウム	セフメタゾン	第一三共	1～2g 分2	1回1g 24～48h毎	1回1g 24h毎	1回1g 24～48h毎, HD日はHD後投与	○
ペネム系	ファロペネムナトリウム	ファロム	マルホ	450～900mg 分3	慎重投与，Ccr値が30mL/分以下の高度腎機能障害患者では，t1/2の延長が認められるため，投与量を減量するか投与間隔をあけて使用する			×
マクロライド系	アジスロマイシン水和物	ジスロマック	ファイザー	500mg 分1	腎機能正常者と同じ			×
マクロライド系	エリスロマイシン	エリスロシン	アボットジャパン	600～1,500mg 分2～6		300～1,200mg 分2～4		×
マクロライド系	クラリスロマイシン	クラリス/クラリシッド	大正富山/アボットジャパン	400mg 分2	1回200mg 分1～2		200mg 分1	×
マクロライド系	ロキシスロマイシン	ルリッド	サノフィ・アベンティス	300mg 分2			150mg 分1	×
テトラサイクリン系	ミノサイクリン塩酸塩	ミノマイシン	ファイザー	1回100mg 12～24h毎	腎機能正常者と同じ			×
ニューキノロン系	シプロフロキサシン	シプロキサン	バイエル	Ccr>60　1回300mg 12h毎　31≦Ccr≦60　1回200mg 12h毎　Ccr≦30　1回200mg 24h毎			必要に応じて低用量（200mg）を24時間毎に投与するなど患者の状態を観察しながら慎重に投与すること	×
ニューキノロン系	トスフロキサシントシル酸塩水和物	オゼックス/トスキサシン	大正富山/アボットジャパン	450mg 分3	150～300mg 分1～2	150mg 分1		×
ニューキノロン系	レボフロキサシン水和物	クラビット	第一三共	500mg 分1	Ccr20～50　初日500mg 分1　2日目以降250mg 分1　Ccr<20　初日500mg 分1　3日目以降250mgを2日に1回			△

（日本腎臓学会編：CKD診療ガイド2012．p.101-128，東京医学社，2012．より抜粋）

2. 糖尿病（低血糖，高血糖）

1）糖尿病とは

　わが国の成人の5人に一人といわれる糖尿病とは，生体のエネルギー源となるブドウ糖（グルコース）の血液中の濃度（血糖値）を調節する膵臓から分泌されるインスリンの作用が不足して，持続的に血糖値が上昇する疾患である．その結果，神経障害，網膜症，腎症，動脈硬化性病変など重要臓器にさまざまな合併症を来す．糖尿病は大別すると，遺伝，環境，自己免疫的機序による1型糖尿病と，複数の遺伝因子に過食，運動不足，肥満，ストレスなどの環境因子と加齢が原因となる2型があり，9割以上が後者の2型糖尿病で，生活習慣が関与するので40歳以降に発症する，すなわち，高齢者に多くみられることになる．糖尿病の診断は，空腹時血糖が126 mg/dL以上，75 gグルコース服用後の2時間後の血糖値が200 mg/dL以上，随時血糖値が200 mg/dL以上，あるいはHbA1cが6.1％以上である．

　一般に糖尿病自体が歯科治療に大きな影響を及ぼしたり，医療事故に直接つながったり，その結果として患者に大きな後遺障害を与えたりすることはない．糖尿病の初期段階では，自覚症状がほとんどなく本人が積極的な治療に取りかからないことが多い．むしろ，長期間罹患していた結果の糖尿病のためにさまざまな合併症が起こることが大きな問題で，そのために大きな医療事故に発展する場合があることを後述する．

2）低血糖

　血糖値は通常，70 mg/dL以上に保たれているが，50 mg/dLを下回ると不安，動悸，脱力感，生あくび，眠気などの中枢神経症状の他，手指振戦や顔面蒼白が起こり，30 mg/dL以下になると痙攣や昏睡状態となり，死亡することもある．特に高齢者は上記のような低血糖症状を訴えないことがあるので，医療面接で詳細に聴取することが望ましい．また，食事時間の遅れ，飲酒，過度な運動，腎機能の低下などが原因となるが，特にインスリンやスルフォニル尿素薬などの経口血糖降下薬などの薬物を過量に投与されたり，誤って大量に使用したりした場合にも低血糖が起きやすく，特に高齢者では注意が必要となる．したがって，糖尿病を合併している患者は午前中の血糖値が安定している間に歯科治療を行うべきである．

　もし，上記のような症状が認められて低血糖を疑ったときは，意識がはっきりしていて経口摂取が可能な場合にはブドウ糖を含む缶ジュースなどの飲み物を摂取させる．経口摂取が難しい場合には50％または20％ブドウ糖を静脈投与する．

3）高血糖

　反対にインスリンを打ち忘れたり経口血糖降下薬の内服を忘れたりすると高血糖と

なり，口渇，倦怠感，消化器症状（悪心・嘔吐，下痢，腹痛）などの症状が発現する．インスリンの作用不足によりケトン体の産生が亢進して，脱水と代謝性アシドーシスによる意識障害を糖尿病性ケトアシドーシスとよび，ケトーシスとアシドーシスを伴わない高血糖による意識障害を高血糖性高浸透圧昏睡とよぶ．両者の高血糖による昏睡に対しては速効型インスリンの投与が必要であるが，速やかに，糖尿病専門医を受診させることが望ましい．

4）糖尿病の合併症

糖尿病により高血糖状態が10年を超えるような長期間続くと，全身の微小な血管の障害と動脈硬化性血管障害といわれる大血管障害が生じる．前者の微小血管障害の代表的なものが，糖尿病性の網膜症，腎症，神経障害の3大合併症である．糖尿病性網膜症は成人の失明の原因の40％を占め，最も多い．糖尿病性腎症は腎不全になりやすく，腎移植や人工透析に移行することが多い．糖尿病性神経障害では下肢のしびれ，冷感，灼熱痛や電撃痛などの自発痛，感覚鈍麻，大腿部の筋萎縮がみられ，排尿障害を訴え，足底部に潰瘍を形成しやすくなる．3大合併症のうち，神経障害が最も早期に40％に出現するという．

糖尿病に罹患していて，高血圧，高脂血症，肥満，喫煙などが背景にあると，大血管障害として虚血性心疾患，脳血管疾患，閉塞性動脈硬化症，糖尿病性壊疽などが高率に発症する．狭心症や心筋梗塞などの虚血性心疾患は糖尿病のない健常者の2〜3倍が罹患し，糖尿病が心血管系疾患のリスクファクターと指定されるほどである．また，閉塞性動脈硬化症の糖尿病患者は非糖尿病患者の3倍にのぼる．

5）高齢者の糖尿病

糖尿病の初期段階では自覚症状がほとんどないので，治療が積極的に行われず，放置されることが多い．加齢に伴って耐糖能が低下することもあり，高齢者の糖尿病の罹患率は約15％にのぼるといわれているほどである．高齢になってから上記のようなさまざまな合併症が出現し，それらは進行していることが多い．

高齢者の場合には，医療面接でも経過を含めて明確な回答が得られず，患者本人が糖尿病を自覚していないこともあり，低血糖または高血糖のために，突然の意識混濁に遭遇することもある．さらに，それらの典型的な症状が認められないこともあり，事態をさらに複雑にする．生命に直接かかわるような虚血性心疾患や脳血管疾患を合併している場合で認知症などの高齢者特有の精神疾患も疑われると，判断に苦慮することもある．

医療事故にならないようにするためには，本人または介護者，付き添い者に対して

時間をかけて詳細な医療面接を行うことが望ましい．必要に応じて診療情報提供書を内科担当医や施設の医療者に送り，その結果をみてから診療に取りかかるようにするべきで，「お薬手帳」はその一助になる．たとえば，インスリンを使用している場合にはその投与状況を詳細に聞き出し確実に実行されていることを確認し，治療前に抗菌薬を与薬したほうが感染などの事故は予防できる．高齢者では多くはないが，処置内容が侵襲の大きな観血的手術の場合には高次の医療機関を紹介するほうが安全である．

なお，医療面接や病歴，既往歴から糖尿病が抽出されなくても，多飲，多尿，多食などの糖尿病特有の兆候があり，バイタルサインでの高血圧や心電図の虚血性変化などがあれば，高齢者で罹患率の高い糖尿病を疑ってみるべきである．

高齢者の実際の診療に際しては，全身状態の評価，治療時期の選択，投薬内容の確認，血糖値を含むバイタルサインの確認などを確実に行ってから臨むことを推奨したい．最近はチェアサイドで簡単に血糖値を測定できる機器が供給されているので，準備しておくとよい（図1）．また，処置中の変化に注意を払い，場合によっては糖尿病や循環器の専門医に委任することも考慮する．

糖尿病を合併している高齢者で治療中に意識混濁や喪失が起きた場合には，低血糖発作と考えるのが妥当で，高血糖による昏睡は比較的少ないと考えられる．したがって，インスリンを投与するよりも低血糖を改善するブドウ糖を摂らせるか，静脈内投与するべきである．

3. 心疾患（高血圧症，虚血性心疾患）

高齢者に多い心疾患としては，高血圧症，不整脈，虚血性心疾患（狭心症，心筋梗塞），動脈疾患があるが，本稿では高血圧症と虚血性心疾患を扱う．

1）高血圧症

わが国では4000万人，正常高値血圧者の1500万人を合わせると5500万人が罹患しているとされるが，大渡らによると歯科診療に訪れる70歳以上の37.8〜48.5％に高血圧症の既往があり，高齢になるほど収縮期（最大，最高）血圧が高く，また，未治療あるいはコントロールが不良であることが示されている．高血圧症は，血圧が140/90 mmHgをいずれかあるいは両者が越えた場合と定義するが，高齢者では収縮期血圧が高いことが特徴である．血圧は変動が大きく1回だけの測定では診断ができないので，いわゆる安静時血圧が上記の数値を上回るかをみなければならない．高血圧症は大きく分けて本態性高血圧と二次性高血圧とになるが，前者が原因の明確でないもので，全体の90％以上を占める．後者の二次性高血圧は，腎実質性，腎血管性，内

表2 病因による高血圧の分類

I．本態性高血圧		
II．二次性高血圧		
	① 腎実質性高血圧	慢性糸球体腎炎，糖尿病性腎症，慢性腎盂腎炎，多発性囊胞腎など
	② 腎血管性高血圧	大動脈炎症候群，動脈硬化などによる腎動脈の狭窄など
	③ 内分泌性高血圧	原発性アルドステロン症，クッシング Cushing 症候群，褐色細胞腫，レニン産生腫瘍，先端肥大症，甲状腺機能亢進症，甲状腺機能低下症など
	④ 血管性高血圧	大動脈縮窄症，大動脈炎症候群など
	⑤ 薬物誘発性高血圧	副腎皮質ステロイド，グリチルリチン製剤，漢方薬，経口避妊薬，エストロゲン補充療法，非ステロイド性抗炎症薬，カテコールアミン類似化合物，三環系抗うつ薬など

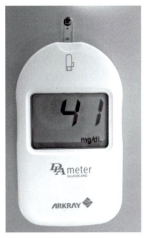

図1 血糖測定器

分泌性，血管性，薬物誘発性などが原因となるが（表2），高血圧全体の5%未満である．

　血圧が高い，特に多くを占める本態性高血圧では無症状に経過し，たとえ歯科診療中に血圧が異常に上昇してもほとんどの患者には自覚症状が現れない．一方，慢性的な血圧上昇が続くと，最小動脈に動脈硬化などの血管病変が生じ，狭心症や心筋梗塞，心不全をはじめとする心疾患，脳梗塞や脳出血などの脳血管疾患，腎不全や蛋白尿などの腎疾患，大動脈性解離や大動脈瘤などの大血管異常，高血圧性網膜症などを惹起し，中には致命的な転帰を辿る疾患がある．特に高血圧緊急症，高血圧急迫症では高血圧性脳症や頭蓋内出血，急性左心不全，急性大動脈解離，急性心筋梗塞など，直ちに血圧を下げる必要のある状態に陥ることがある．なお，白衣（性）高血圧という診察室や病院内では血圧が高いが，院外や自宅では安定した血圧となる心理的要因が関与する高血圧もある．反対に，仮面（逆白衣）高血圧とよばれる，診療時の血圧は正常で家庭での血圧が高いものもある．

　高齢者では高血圧自体を認識していない場合もあるが，一般に収縮期血圧が高く，拡張期血圧が低下し，脈圧が増大する．大動脈の硬化により，高齢者では心拍出量の変化が収縮期血圧にそのまま反映される．降圧薬が腎機能ならびに肝機能に影響があるので，それぞれに影響が出やすく，長期的なリスクファクターとなり得る．

　高血圧を合併した高齢者の歯科診療に際しては，医療面接で高血圧の経過や状態，

62 第3章 治療時に注意すべき事項

表3 狭心症と心筋梗塞のちがい

	狭心症	急性心筋梗塞
病 態	一過性の心筋虚血（虚血心筋は元に戻る）	虚血による心筋の壊死（壊死した心筋は元に戻らない）
原 因	動脈硬化による冠動脈狭窄（攣縮や血栓によることもある）	血栓による冠動脈の完全閉塞（攣縮によることもある）
症 状	胸が締め付けられるような胸痛	締め付けられるような強い胸痛「死ぬのでは」という恐怖感あり
胸痛の持続	多くは20分以内	多くは30分以上
薬の効果	ニトログリセリン舌下投与後，数分以内に治まる	無効
予 後	狭心症で死亡することはまれ（心筋梗塞に移行することあり）	病院に入院しても5〜6％は死亡

内服状況などを詳細に聞き出し，必要に応じて内科担当医へ診療情報提供書を送り，正確な全身状態を把握するように努める．特にコントロールされていない高血圧の場合には処置を早急に開始するべきではない．歯科診療を開始する前に，常用している降圧薬などを内服してきたかを確認するのはいうまでもない．また，血圧は診療毎に歯科医師または歯科衛生士が測定し，現在の状況を把握する．場合によっては診療中に継続して血圧を測定し，たとえば収縮期血圧で200 mmHgを超えるような場合には，医療事故防止の観点から処置を中断あるいは中止する判断も必要となる．緊急の状態となる前に処置を終えることも必要であるが，万一，急迫した状態となった場合には，躊躇なく他の医療機関の応援を求めるべきである．

2）虚血性心疾患
　心筋が活動するために必要な酸素を供給する血液を循環させる冠状動脈が狭窄や閉塞するために，心筋が酸素不足に陥ったり，心筋の機能が障害されたりする疾患を虚血性心疾患（冠動脈疾患）とよび，狭心症，心筋梗塞（表3），急性冠症候群，心臓突然死などがある．糖尿病，肥満，食材の変化などにより，わが国では増加している疾患である．

（1）狭心症
　狭心症は冠状動脈が動脈硬化のために内腔が狭窄したり一時的に攣縮したりして酸素供給が不十分となり，いわゆる狭心痛とよばれる胸部症状が発症する．狭心症の原因には冠血流量の減少（冠状動脈の狭窄），心筋酸素消費量の増加（運動負荷），動脈血の酸素運搬能の低下（心不全）が考えられる．したがって，冠状動脈の狭窄を改善

するためにニトログリセリンをはじめとする冠状動脈の狭窄を改善する薬剤（冠血管拡張薬）の投与，運動を中止し酸素を吸入して心機能を保護することが治療法となる．狭心症には安定狭心症と不安定狭心症とがあり，前者の多くは労作によって出現するので，安静や酸素吸入，冠血管拡張薬の投与で改善することが多い．後者の不安定狭心症は安静時にも20分以上続く狭心痛が発現し，適切な治療がされない場合には10～20％が急性心筋梗塞に移行するとされ，急性冠症候群に分類される．狭心痛は胸部の不快感，背部を圧迫されるような痛み，息詰まる感じなどと表現されるが，歯や左側下顎部の放散痛と訴えられることもあるので，歯科医療者として注意が必要となる．30分以上続く痛みは心筋梗塞や，解離性大動脈瘤，不整脈といった重篤な疾患の症状のこともある．正確な診断には心電図，心臓超音波検査（Echocardiography），冠動脈造影，核医学的画像検査などが行われる．

(2) 心筋梗塞

心筋梗塞は冠状動脈が高度に狭窄し，血流が途絶して心筋細胞に酸素が供給されず壊死に至った状態である．発症後2カ月までの早期のものを急性，それ以降を陳旧性の心筋梗塞と区別する．急性心筋梗塞では，前胸部から心窩部にかけて激しい痛みとなり30分以上持続する．狭心症と異なりニトログリセリンは効果のないことが多く，モルヒネが有効である．

加齢に伴い虚血性心疾患は増加し，特に女性にもみられるようになる．また，心筋梗塞は高齢者では予後が不良といわれているが，痛みをそれほど訴えないために，発見が遅れることが理由のひとつと考えられる．急性の心筋梗塞の高齢者が歯科医院を訪れることは稀であるが，陳旧性では診療する機会がある．以前は発症後6カ月までの歯科治療は禁忌とされてきたが，さまざまな新たな治療法が開発され，心機能の評価も正確に行われるようになってきたので，待機期間は短縮される傾向にある．しかし，心不全状態，不整脈，残存する心筋虚血，抗凝固薬の内服状況などを十分に検討し，個々の患者に合わせた診療，処置内容などを決めることが勧められる．術中は，心電図，血圧，パルスオキシメータでモニタリングしながら慎重に診療を進めるべきで，処置の中断・中止をためらうべきではない．治療を開始する前に個々の状況を詳細に本人あるいは付き添い者から聴取する必要があるが，認知症など本人の合併症があったり，付き添い者が施設の職員だったりすると，正確な情報が得られないことをよく経験する．十分な医療面接の時間を設け，必要に応じて担当医との文書で情報を共有することが望ましい．なお，処置時間は可及的に短くなるよう計画することも，事故防止に直結する．

(3) 急性冠症候群

急性冠症候群は，死亡率の高い不安定狭心症と急性心筋梗塞とを示し，救急蘇生の

ガイドラインでも重要とされている．両者は動脈硬化により冠状動脈の粥腫（プラーク）が破綻したり崩壊したりしてその結果できた血栓により冠状動脈が著しく狭窄したり閉塞したりする病態である．特に高齢者ではこの症候群が死因の上位を占めている．治療法としては，血栓溶解などの再灌流療法，ニトログリセリン，モルヒネなどの薬物療法，酸素吸入などがあるが，予後はあまりよくない．

（4）心臓突然死

心臓突然死とは，1時間以内に心臓が原因となって死亡する病態をいう．虚血性心疾患が最も多いが，そのほか肥大型心筋症，ブルガダ症候群，QT延長症候群などがあり，わが国では年間5〜6万人が死亡して，その数は年々増加しているとされる．このリスクファクターには男性，失神の既往，家族歴などがあるが，高齢もそれに含まれている．アミオダロン，β遮断薬，ACE阻害薬などの薬物療法，カテーテルアブレーションが行われるが，植込み型除細動器（ICD：Implantable Cardioverter Defibrillator）は心臓突然死に対してきわめて有効である．特にICDを装着している高齢者は上記のような重篤な心疾患を合併していると想定するべきである．

4. 感染（細菌）性心内膜炎

何らかの原因で菌血症が発生し，心内膜や大血管内膜，心臓弁に細菌が集積し，疣腫を形成して血管の塞栓，心障害などの多彩な症状を示す全身性の敗血症性疾患である．歯科治療による菌血症が主要な原因といわれている．患者数は10万人当たり1.5〜6.2人といわれ，グラム陽性球菌（レンサ球菌，緑色レンサ球菌），黄色ブドウ球菌，腸球菌，大腸菌，真菌などが原因となる．ブラッシング，抜歯，歯石除去，そのほかの観血的処置がきっかけとなるので，歯科診療が大きく関与している．感染性心内膜炎の既往，人工弁置換術，弁膜症，先天性心疾患，リウマチ性心疾患などがリスクファクターとなり，高齢者に多くみられ，75〜79歳にピークがあるとされる．発熱，倦怠感，体重減少，心雑音，塞栓症などが主要な症状で，特に発熱と心雑音とが特徴的で，悪化すると心不全に至る．

心内膜炎の予防には，処置に先立つ抗菌薬の投与が重要となる．処置を開始する1時間前に，アモキシシリン2g，ペニシリンアレルギーのある場合にはクリンダマイシン600mg，セファレキシンまたはセファドロキシル2g，アジスロマイシンまたはクラリスロマイシン500mgのいずれかを内服させるのが一般的である．その他，口腔内を清潔に保った後に処置に移行することが勧められるので，口腔ケアを前もって行うべきである．

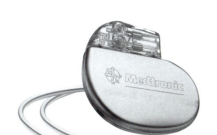
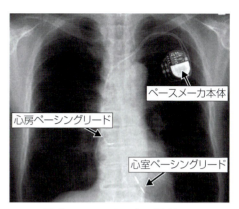

図2　ペースメーカ本体　　図3　ペースメーカの埋め込み

5．ペースメーカ装着者（電気メスの使用，電磁干渉，電子機器）

　完全房室ブロック，洞不全症候群，心房細動をはじめとする徐脈性の不整脈に対して心臓に人工的な電気刺激を与えて心筋を収縮させ，結果的に心拍数を保つ機器を人工ペースメーカという（図2，3）．加齢により徐脈性不整脈は増加するので，高齢者に多く，特に71〜80歳に多く装着されている．ペースメーカは体外（一次的）式と永久的（恒久的）なものがあるが，歯科診療で関係があるのは後者である．電気的な信号により作動しているので，通電や電磁干渉とよばれる周囲の電気機器により誤作動を起こす可能性がある．核磁気共鳴装置（MRI），高周波・低周波治療器，携帯電話，光重合器，レーザーメス，電気メス，電気的根管長測定器，歯髄診断器，イオン導入器，超音波スケーラー，超音波洗浄器などが考えられるが，大きな影響がなかったり，反対にここに示さない機器が影響を及ぼしたりすることがある．その他にもIC回路の故障，電池の消耗，リード線の破損，リード線による感染などの可能性がある．ペースメーカからこれらの機器を遠ざけたり，心電図をモニタしたり，ペースメーカの作動モードを一時的に変更したりするなどの環境を整備することが求められる．治療中に心電図でペーシングに変化が認められたり，患者がめまい，ふらつき，動悸などを訴えたりした場合には，使用している機器の電源を切ったり，患者から遠ざけたりする．

　なお，虚血性心疾患で既述した，植込み型除細動器（ICD）も上記のような電磁干渉が起こり得る．また，ペースメーカやICDを装着している患者はワルファリンなどの抗凝固薬やアスピリンやチクロビジンなどの抗血小板薬を内服しているので，観血的処置時の止血困難が危惧される．さらに，感染にも注意を払うべきで，感染性心内膜炎の発症予防のために抗菌薬の術前与薬も考慮するべきである．

（深山治久）

参考文献

1) 下山和弘, 櫻井 薫, 深山治久, 米山武義 編：高齢者歯科診療ガイドブック. 口腔保健協会, 東京, 2010.
2) 子島 潤, 宮武佳子, 深山治久, 森戸光彦：改訂 歯科診療のための内科. 永末書店, 京都, 2011.
3) 高杉嘉弘：歯科診療で知っておきたい全身疾患の知識と対応. 学研書院, 東京, 2013.
4) 大渡凡人：全身的偶発症とリスクマネジメント. 医歯薬出版, 東京, 2012.
5) 大渡凡人：高齢者歯科臨床ナビゲーション. 医歯薬出版, 東京, 2003.

3　容体急変・救急・蘇生

　高齢者は，その一般的特徴として予備力の低下，体温調節や血圧など恒常性維持機能の低下，視力や聴力などの感覚器機能の低下などがあげられる．さらに複数の病気や身体症状をもっているため症状や徴候が定型的ではないことも少なくない．

　そのような症状も高齢者では個人差がきわめて大きいため，初診時は問診による全身状態の把握と同時に会話や動作などの特徴も十分にチェックをして診療に臨まなければならない．

　さらには十分な配慮を行っても体調の急変を来たすこともあり，迅速に対応しなければ不測の事態に陥る可能性が高い．よって緊急時の対応を十分に身につけておかなければならない．

　現在何らかの疾患で通院中ならば治療前に主治医対診を必ず行う．特に訪問診療に際しては，事前に全身状態だけでなく急変時の対応について主治医や家族との打ち合わせを十分に行っておくべきである．

1. 意識障害

　意識障害は脳血管疾患が疑われることが多い．突然の変調，手足の動きがおかしい，呂律が回らないなどがあればまず脳血管疾患を疑う．また激しい頭痛を伴うようならば，くも膜下出血の可能性が高い．

　糖尿病がある場合には，低血糖発作や高血糖による意識混濁が疑われるが，高齢者では糖尿病がなくても突然の低血糖を生じることがある．

　これらはいずれも緊急事態であるため，ただちに救急搬送を要請する．緊急搬送の際に，Japan Coma Scale を覚えておくと救急車が到着するまでの対処法など救急隊との適切なやり取りをするうえで便利である（表1）．

　また，高齢者の精神疾患として頻度の高い病態としてせん妄がある．原因はさまざまであるが，薬剤によることが多いのでまず薬剤の影響を疑う．薬剤によるせん妄は，短期間服用時に起こることが比較的多いとされている．薬剤の種類はさまざまであるが，抗パーキンソン薬，抗うつ薬，睡眠薬など中枢神経系に作用する薬剤は要注意である[1]（表2）．歯科治療に際しては服薬状況と全身状態を事前にチェックしてから処置を行う．意識障害がある場合は可能な範囲の応急処置にとどめて直ちに主治医への受診を勧める．また，せん妄は認知症と間違われることも多いため，その特徴を理解しておかなければならない[2]（表3）．

表1 Japan Coma Scale

Ⅲ. 刺激をしても覚醒しない状態（3桁の点数で表現）	
300	痛み刺激に全く反応しない
200	痛み刺激で少し手足を動かしたり顔をしかめる
100	痛み刺激に対し，払いのけるような動作をする

Ⅱ. 刺激すると覚醒する状態（2桁の点数で表現）	
30	痛み刺激を加えつつ呼びかけを繰り返すと辛うじて開眼する
20	大きな声または体を揺さぶることにより開眼する
10	普通の呼びかけで容易に開眼する

Ⅰ. 刺激しないでも覚醒している状態（1桁の点数で表現）	
3	自分の名前，生年月日が言えない
2	見当識障害がある
1	意識清明とはいえない

※開眼状態で評価しにくい場合の評価基準
R：Restlessness（不穏），I：Incontinence（失禁），
A：Apallic state（失外套状態）または Akinetic mutism（無動性無言症）

2. 意識消失

　高齢者にみられる意識消失として失神がある．失神は「一過性の意識消失の結果，姿勢が保持できなくなり，かつ自然に，また完全に意識の回復がみられること」[3] と定義される．また意識障害を来たす病態のなかでも，速やかな発症，一過性，速やかかつ自然に回復することが多い．発生率に性差はないものの年齢とともに上昇し，70歳以上で著明な増加を認めるとされている．原因はさまざまであるが，高齢者では心原性失神，起立性低血圧の頻度が高くなる傾向を認める．

　起立性低血圧に伴う失神は，朝起床時，食後，運動後にしばしば悪化するが，高齢者では食後に惹起される失神に多く，食後の腸管への血流再分布が原因とされる．また体液量減少や血管拡張作用を有する薬剤に起因するものが最も多く，高齢者は圧受容器反射機能低下等のため，薬剤による血圧低下作用が生じやすいとされる．

　特定の状況または日常動作で誘発される失神に状況失神がある．これは反射性失神に含まれる病態で，急激な迷走神経活動の亢進，交感神経活動の低下および心臓の前負荷減少により，徐脈・心停止もしくは血圧低下を来たし失神する．高齢者によくみられる状況失神に排尿失神や排便失神がある．

　排尿失神は，排尿時のいきみ，立位による静脈還流の減少に排尿時の迷走神経刺激が，排便失神は，臥位による末梢血管抵抗減少に排便時のいきみによる静脈還流の減少，腸管の機械受容器を介した迷走神経反射が加わって血圧低下や徐脈・心停止を来たす．

表 2 添付文書に「せん妄」の副作用が記載されている代表的な薬剤

薬効分類（一般名）
中枢神経系用薬：催眠鎮静剤，抗不安剤（ジアゼパム，ゾピクロン，ゾルピデム酒石酸塩，デクスメデトミジン塩酸塩，トリアゾラム，フェノバルビタール，フルニトラゼパム，ブロチゾラム，ミダゾラム，ロフラゼプ酸エチル，ロラゼパム，など），抗てんかん剤（カルバマゼピン，クロナゼパム，ゾニサミド，フェニトイン・フェノバルビタール，フェノバルビタールナトリウム，ミダゾラムなど），解熱鎮痛消炎薬（トラマドール塩酸塩・アセトアミノフェン配合剤，ブプレノルフィン塩酸塩），抗パーキンソン剤（ゾニサミド，ドロキシドパ，ビペリデン塩酸塩，ロチゴチン，など），精神神経用剤（アミノトリプチリン塩酸塩，アリピプラゾール，イミプラミン塩酸塩，エチゾラム，クエチアピンフマル酸塩，クロチアゼパム，炭酸リチウム，パロキセチン塩酸塩水和物，ベンラファキシン塩酸塩，など），総合感冒剤（非ピリン系感冒剤），その他の中枢神経系用薬（テルグリド，ドネペジル塩酸塩，ナルフラフィン塩酸塩，メマンチン塩酸塩，リバスチグミン）
末梢神経用薬：局所麻酔剤（リドカイン），自律神経剤（メペンゾラート臭化物・フェノバルビタール），鎮けい剤（バクロフェン）
循環器官用薬：強心剤（アミノフィリン水和物，ジゴキシン，など），不整脈用剤（メキシレチン塩酸塩，リドカイン）
呼吸器官用薬：鎮咳剤（プロキシフィリン・エフェドリン配合剤），鎮咳去たん剤（コデインリン酸塩水和物，ジヒドロコデインリン酸塩，鎮咳去たん配合剤，など），気管支拡張剤（テオフィリン）
消化器官用薬：消化性潰瘍用剤（オメプラゾール，ニザチジン，ラベプラゾールナトリウムなど）
泌尿生殖器官および肛門用薬：その他の泌尿生殖器官および肛門用薬（イミダフェナシン，プロピベリン塩酸塩など）
外皮用薬：外皮用殺菌消毒剤（エタノール，ヨードホルム）
その他の代謝性医薬品：解毒剤（レボホリナートカルシウム），習慣性中毒用剤（ジスルフィラム），他に分類されない代謝性医薬品（タクロリムス水和物）
腫瘍用薬：代謝拮抗剤（フルオロウラシル）
アレルギー用薬：その他のアレルギー用薬（モンテルカストナトリウム）
抗生物質製剤：クラリスロマイシン，など
化学療法剤：抗結核剤（イソニアジド，など），合成抗菌剤（オフロキサシン，シタフロキサシン水和物，トスフロキサシントシル酸塩水和物，メシル酸ガレノキサシン水和物，レボフロキサシン水和物），抗ウイルス剤（アシクロビル，バラシクロビル塩酸塩，など）
生物学的製剤：その他の生物学的製剤（インターフェロンアルファ，インターフェロンベータ，など）
寄生動物用薬：抗原虫剤（キニーネ塩酸塩水和物）
診断用剤：X 線造影剤（イオパミドール，イオプロミド）
アルカロイド系麻薬：アヘンアルカロイド系麻薬（コデインリン酸塩水和物，モルヒネ塩酸塩水和物，など）
非アルカロイド系麻薬：合成麻薬（フェンタニル，ペチジン塩酸塩，メサドン塩酸塩，など）

70　第3章　治療時に注意すべき事項

表3　せん妄と認知症の違い

	せん妄	認知症
症　状	急に発症	緩徐に発症
経　過	変動性で日内変動あり（夕方・夜間に増悪）	緩徐で進行性
可逆性	可逆的な可能性あり	可逆的でなく持続性
障　害	注意力が高度に侵される	記憶が高度に侵される
認　知	焦点的な認知障害	全体的な認知障害
原　因	通常は内科疾患や薬剤	アルツハイマー型認知症や脳血管疾患
治　療	ただちに医学的評価と治療必要	医学的評価と治療必要も緊急性なし

（福岡県薬剤師会編：くすりについてのQ&A. 福岡県薬剤師会HPより改変）

　状況失神は，生活指導が有効である．排尿失神では過度の飲酒は避け，飲酒時には坐位での排尿を指導する．血管拡張薬の服用にも留意する．排便失神では夜間の排便を避け，誘因となる腹痛や下痢を予防する．

　発作の直前に気分不快，血の気が引くような感じなどの前駆症状があれば，しゃがむなど転倒に備える回避法を指導する．

3. 心停止

　心肺停止に対しては，一次救命処置（BLS：Basic Life Support）が行われる．図1に国際蘇生連絡委員会による2015 Consensus on Science with Treatment Recommendationsに基づいて作成したアメリカ心臓協会のガイドラインのアルゴリズム[4]を示すが，高齢者に対するその手法は成人のアルゴリズムと同様である．ただし高齢者では留意すべき点がいくつかある．高齢者は若・中年齢層に比べて脳血管疾患の発生率が高く，一側性の上下肢運動麻痺（片麻痺）を起こしている可能性がある．目の前に倒れている高齢者に対して反応の確認をする際には必ず両肩を叩いて確認する．反応も呼吸も脈もない（あるいはよくわからない）場合には，心肺蘇生（CPR：Cardio-Pulmonary Resuscitation）を胸骨圧迫30回：人工呼吸2回の割合で行うが，高齢者では骨折の危険性が高くなるため胸骨圧迫を加減しがちである．しかし，そこで十分な深さの圧迫が行われなければ循環が不足し，結果的に蘇生のチャンスを失うことになる．

　訪問診療において確認しておかなければならないのはDNAR（Do Not Attempt Resuscitation）指示の有無である．しかしこれは心停止時の心肺蘇生不開始の指示であって，何もしないということではない．鎮痛・鎮静などの非蘇生行為までも中止するものではないことを理解しておくべきである．また本人のDNARの意思は，DNAR事前指示書で確認する．心肺停止時に本人のDNARの意思が確認できない場合は，心肺蘇生を行う．DNARは本人の終末期の希望や意思を可能な限り尊重するためのもの

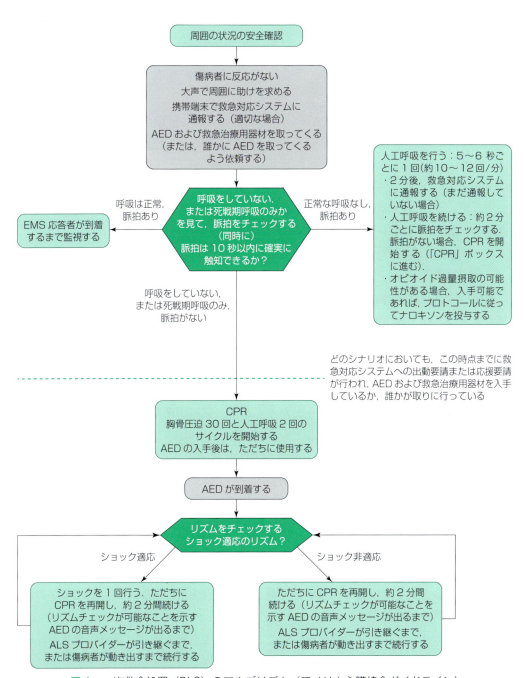

図1　一次救命処置（BLS）のアルゴリズム（アメリカ心臓協会ガイドライン）

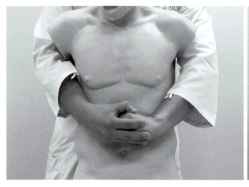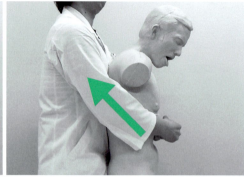

図2　ハイムリック法

であるが，認知症の進行や疾病による意識障害等により本人の意思決定能力がない時期のDNAR対応については慎重に行う．

4．気道関連

　誤嚥や窒息は高齢者や乳幼児に起こりやすい．高齢者では餅や肉塊による窒息，薬剤や義歯などによる誤嚥を起こしやすい．これらは老化に伴う嚥下機能の低下によるところが大きいが，脳血管疾患等の既往があれば嚥下障害によりさらに発生頻度が高くなる．

　特徴的症状としては，食事中に激しいむせや咳が生じ，さらに呼吸困難を呈することがあれば顔面が紅潮し，チアノーゼがみられる．気道が閉塞すると咳や声は出なくなり，苦悶様表情から意識を失うこともある．

　異物による気道閉塞解除の最も一般的な方法はハイムリック法（腹部突き上げ法）である．腹部を圧迫することにより，胸腔内圧を上げて異物を吐き出させる．窒息している状況（声が出ない，など）を確認して患者の背後にまわり，片手で握り拳を作ってへそのやや上部に当てる（図2-左）．さらにもう片方の手で握り拳を包み込み勢いよく斜め上方に腹部を圧迫する（図2-右）．これを異物が出るか，異物が出ずに意識を失うまで続ける．

　窒息で意識を失った場合は救急車を要請して心肺蘇生を開始するが，気道確保の度に口腔内の異物を確認する．

　またハイムリック法で気道閉塞を解除できた場合でも突き上げにより胃穿孔や肝破裂を起こしている可能性があるため必ず病院に受診させる．

　苦悶様表情でも食物や異物が口腔内に見えている場合には寝かせた状態で顔を横に向かせ，義歯装着ならば義歯をはずして異物を掻き出す．食物や異物に指が届かないが口腔内から見えている場合には椅子に座らせるか横向きに寝かせて，左右の肩甲骨

の間を叩く背部叩打が有効なことがある．

　窒息に至らなくても，嚥下機能が低下している高齢者は誤嚥を起こしやすく，脳血管障害や神経疾患を有する場合は特に注意が必要である．口腔内の肺炎起因菌の気管流入は，誤嚥性肺炎の原因になる．発熱，咳，膿のような痰が肺炎の典型的症状であるが，これらの症状がなく，元気がない，食欲がない，などの非典型的症状のみがみられることがあるので注意が必要である．

　胃内容物の嘔吐に伴う誤嚥による急性の化学性肺炎をメンデルソン症候群という．胃液（pH 2.4 以下）の気道内への吸引後，急激に発症する．

　また，義歯や包装された薬剤などで，誤飲に気付かずに消化器に癒着や穿孔を引き起こした報告が散見される．認知症や精神・神経症状を有する場合は，義歯や薬剤の保管・確認についてご家族にも十分説明しておくことが重要である．

（石垣佳希）

文　献

1)　独立行政法人医薬品医療機器総合機構ホームページ，医療用医薬品情報検索．https://www.pmda.go.jp/PmdaSearch/iyakuSearch/（2017 年 11 月 15 日アクセス）

2)　福岡県薬剤師会編：くすりについての Q & A，25. せん妄を起こす薬剤．86-91，2008.

3)　井上　博ほか：失神の診断・治療ガイドライン（2012 年改訂版），循環器病の診断と治療に関するガイドライン．http://www.j-circ.or.jp/guideline/pdf/JCS2012_inoue_d.pdf（2017 年 11 月 15 日アクセス）

4)　American Heart Association 編：心肺蘇生と救急心血管治療のためのガイドラインアップデート 2015 ハイライト．https://eccguidelines.heart.org/wp-content/uploads/2015/10/2015-AHA-Guidelines-Highlights-Japanese.pdf（2017 年 11 月 15 日アクセス）

4 アナフィラキシー

1. アナフィラキシーについて

　アナフィラキシーは原因・誘因物質に曝露されることにより起こる反応（IgE が関与する免疫学的機序や IgE を介さない機序，またはその他の作用，機序不明）で，重篤な場合，数分で急激な症状増悪により，気道閉塞や低血圧，循環虚脱，心停止等となるアナフィラキシーショックへ移行する．発生機序に関わらず早急に対応しなければ不幸な転帰となることがある．

2. 医療現場のアナフィラキシーとリスクの把握

　アナフィラキシーは，日常では食物，昆虫毒等で起こることが多いが，医療現場では，薬剤（抗菌薬，造影剤，局所麻酔薬，表面麻酔薬，ヨード製剤，消炎鎮痛薬，消毒薬（クロルヘキシジン等），血液製剤，抗がん剤，筋弛緩薬など）やラッテクス製品（グローブ，尿カテーテルなど）が誘因となることがある．

　薬剤に対するアナフィラキシーでは，抗菌薬では β-ラクタム系（セフェム系，ペニシリン系，カルバペネム系）が起こしやすいとされる．ラテックスに対しては，天然ゴム製品にアレルギーのある患者，ラテックスに日常的に曝露される（天然ゴムのタンパク質に感作される）医療従事者，美容関係者，工業関係者，手術を頻回に受けている者，アトピー性皮膚炎患者などがハイリスク群となる．

　また，果物のバナナ，キウイ，アボカド，栗等にアレルギーのある患者はラテックスに交差反応を起こすことがあり，こちらもラテックスフリーの対応を要する．歯科では，ラバーダムシート（天然ゴム由来のもの）はラテックスアレルギー患者へ使用禁忌となっているのでラテックスアレルギー対応の製品を使用する．

　アレルギー，アナフィラキシーの原因・誘発物質が事前にわかっている場合は回避するが，以前使用できていても，数回使用していても安全ということはなく，突然のアナフィラキシーを起こすことがあるので注意が必要である．さらに，界面活性剤を含むシャンプーや歯磨き粉，洗剤，毛染め液やパーマ液と筋弛緩薬，化粧品のパラベンなどの添加物と薬剤の添加物などが感作を起こすことが知られており，薬剤使用歴がなくアレルギー，アナフィラキシーが起こることがある．よって，あらゆる薬剤や医療用材料でもアナフィラキシーが起こる可能性があると認識しておくことが大切である．

3. アナフィラキシー，アナフィラキシーショックへの対応

先日，日本医療安全調査機構より，医療事故の再発防止に向けた提言として「注射剤によるアナフィラキシーに係る死亡事例の分析」[1] が発表された（対象事例には歯科の事例が1例含まれている）．提言の内容では，アナフィラキシーショックの初期対応として第一選択薬のアドレナリンをいかに的確な方法とタイミングで，重篤症状以前に投与できるかというところに重きを置いている．

医原性のアナフィラキシーは，薬剤投与（特に注射薬）から何らかのアナフィラキシー症状発現までに多くが5分以内[1]，致命的である場合，呼吸停止もしくは心停止が生じるまでの時間の中央値が5分[2] であるため，鑑別や確定診断を待つことなく，「疑わしい徴候と低血圧等があった場合は迅速にアドレナリンを投与する」[1] ことが推奨される．

4. アドレナリンの投与方法

アドレナリンの投与方法は，**成人アドレナリン0.3mgを大腿前外側へ筋肉注射（小児0.15mg）**[1] する，というのがシンプルなので緊急時対応で覚えやすい（成人0.3〜0.5mg 最大量0.5mg，小児0.01mg/kg 最大量0.3mgなどの投与法もある）．大腿外側部への筋肉注射は骨格筋により血流が豊富なため，注射後にアドレナリンの至適血中濃度が速やかに得られるとされ[1]，初期治療に適し，手技も簡便である（初期治療において静注は推奨されない[1,3]．静注では治療域が狭く，有害事象が起こる可能性が高い．投与量も厳格である．また，筋注が皮下注とならないよう注意する）．必要に応じて，症状が改善しなければ，5〜15分ごとに再投与を行う．

アドレナリン投与適応は，「アナフィラキシーを疑う症状を認め，ショック症状あるいは収縮期血圧の低下がみられる場合」[1] や「アナフィラキシーの重症度評価グレード3（重症）の症状（不整脈，低血圧，心停止，意識消失，嗄声，犬吠様咳嗽，嚥下困難，呼吸困難，喘鳴，チアノーゼ，持続する我慢できない腹痛，繰り返す嘔吐等），過去の重篤なアナフィラキシーの既往，症状の進行が激烈なグレード2（中等度），拡張薬吸入で改善しない呼吸器症状などで適応」[3] とされているが，アドレナリン0.3mgの筋肉注射であれば有害事象が起きる可能性は非常に低い[1] とされるため，ためらわずに使用し，遅れるよりは，重症症状へ移行する以前に，先取り投与になっても救命のためには許容されるのではないか．

以前は抗精神病薬のα遮断作用とアドレナリンはアドレナリンの反転作用があるため禁忌や併用禁忌とされてきたが，平成30年3月の使用上の注意改訂で，「アドレナリン（アナフィラキシーの救急治療に使用する場合を除く）」などの文言が追加され，添付文書が改訂された．

76　第3章　治療時に注意すべき事項

　また，高齢患者の服用が多いβ遮断薬，α遮断薬，ACE阻害薬などはアドレナリン抵抗性があり，アドレナリンによる治療が奏功しにくいためアナフィラキシーショック時に難渋する．

5. アナフィラキシーの臨床所見

　アナフィラキシーの代表的な臨床所見は，皮膚・粘膜症状（掻痒感，発赤，皮疹，蕁麻疹等），口唇・舌・咽頭・眼瞼等の浮腫，呼吸器症状（喘鳴，呼吸困難，嗄声，気道狭窄等），消化器症状（嘔気，嘔吐，腹痛，下痢），循環器症状（低血圧，意識障害）などで，ふらつき，熱感，掻痒感，しびれ，くしゃみ，咳嗽，鼻汁，鼻閉，呼吸苦，嘔気，頻脈などの自覚症状があることが多い．

　参考として，アナフィラキシーの臨床症状と重症度（表1）を示す．日本アレルギー学会「アナフィラキシーガイドライン」では重症度評価として，「グレード1（軽症）の症状が複数のみではアナフィラキシーと判断しない．グレード3（重症）の症状を含む複数臓器の症状，グレード2以上の症状が複数ある場合はアナフィラキシーと診断する．重症度（グレード）判定は，最も高い器官症状によって行う．重症度を適切に評価し，各器官の重症度に応じた治療を行う」とある．日本医療安全調査機構の提言からは，「アナフィラキシーを疑った場合は，ためらわずにアドレナリン標準量0.3mgを大腿前外側へ筋肉注射する」「アナフィラキシーを疑う症状を認め，ショック症状あるいは収縮期血圧の低下がみられる場合には～」とある．これは「疑い」の前駆症状や軽症の段階でアドレナリンやその他の緊急準備を行い，「疑い」に低血圧やショック症状が加わる段階ですぐにアドレナリンを投与し，アナフィラキシーの評価や確定診断は必須ではないということであろう．

　アナフィラキシーの皮疹は約80～90％には出現するとされるが，急激な症状に対し，遅発や出現しないこともあるため，皮疹に限らず複数の臨床症状を覚えておく必要がある．まれに，遅発性のアナフィラキシーや二相性のことがあるため，軽症や症状軽快後も数時間（8時間以上から24時間，最大72時間の報告もある）の観察を要する．

6. 歯科医院での対応

　歯科診療中にアナフィラキシー，アナフィラキシーショックが起こった場合の対応は，①誘因・原因物質の除去，バイタルサインの確認，②スタッフに緊急事態であることの宣言をして人員を確保する，③優先的なアドレナリン投与，高流量酸素投与，救急要請など，これらを同時進行で行い，スタッフで手分けをして迅速に行う．気道狭窄，循環虚脱，心停止に対してはBLSアルゴリズムの手順を行う．

4 アナフィラキシー 77

表 1 臨床所見による重症度分類

		グレード 1（軽症）	グレード 2（中等症）	グレード 3（重症）
皮膚・粘膜症状	紅斑，蕁麻疹，膨疹	部分的	全身性	←
	瘙痒	軽い瘙痒（自制内）	強い瘙痒（自制外）	←
	口唇・眼瞼腫脹	部分的	顔全体の腫れ	←
消化器症状	口腔内・咽頭違和感	口・のどのかゆみ，違和感	咽頭痛	←
	腹痛	弱い腹痛	強い腹痛（自制内）	持続する強い腹痛（自制外）
	嘔吐，下痢	嘔気，単回の嘔吐・下痢	複数回の嘔吐・下痢	繰り返す嘔吐・便失禁
呼吸器症状	咳嗽，鼻汁，鼻閉，くしゃみ	間欠的な咳嗽，鼻汁，鼻閉，くしゃみ	断続的な咳嗽	持続する強い咳き込み，犬吠様咳嗽
	喘鳴，呼吸困難	—	聴診上の喘鳴，軽い息苦しさ	明かな喘鳴，呼吸困難，チアノーゼ，呼吸停止，SpO_2 ≦92%，締めつけられる感覚，嗄声，嚥下困難
循環器症状	脈拍，血圧	—	頻脈（＋15 回/分），血圧軽度低下，蒼白	不整脈，血圧低下，重度徐脈，心停止
神経症状	意識状態	元気がない	眠気，軽度頭痛，恐怖感	ぐったり，不穏，失禁，意識消失

血圧低下　　：1 歳未満＜70 mmHg，1〜10 歳＜[70 mmHg＋（2×年齢）]，11 歳〜成人＜90 mmHg
血圧軽度低下：1 歳未満＜80 mmHg，1〜10 歳＜[80 mmHg＋（2×年齢）]，11 歳〜成人＜100 mmHg
（柳田紀之ほか：携帯用患者家族向けアレルギー症状の重症度評価と対応マニュアルの作成および評価．日本小児アレルギー学会誌 28(2)：201-210，2014. より転載）

アナフィラキシー初期対応例では，患者体位は仰臥位に下肢挙上（低血圧時に取る体位）とされている．

ショックに対し，輸液（成人：生理食塩水か等張の乳酸・酢酸リンゲル液を 1〜2L，最初の 5〜10 分間で 5〜10 mL/kg 投与）も可能であれば行われるが，歯科医院において投与量調整や，循環虚脱時の静脈路の確保，輸液回路の組み立て等の行為は，口腔外科などで訓練されていなければ，的確に行うのはなかなか困難であると推察される．まずは基本的な対応を行えるよう，バイタルサイン観察，モニター装着，投薬，酸素投与，救急要請，BLS（AED）の手順や補助法を普段からスタッフでシュミレーションすることを奨める．

7. アドレナリン製剤の配備

　どのようなアドレナリン製剤を自院に配備するかについては，緊急時にアンプル製剤の取り扱いや調剤（0.3mgをシリンジに吸引して注射針を着ける）に慣れていればよいが，プレフィルドシリンジ（薬剤充填済みシリンジ）は調剤の手間がなく，22G，23Gの注射針を取り着ければ使用でき，目盛りも付与されているため使用しやすい（ただし，シリンジ全量からの使用は投与量と単位を間違わないようにする）．アドレナリン自己注射薬（エピペン®注射液，アナフィラキシー治療補助剤）については，前述の提言では「歯科診療所も含め，医療機関の状況に応じて，アドレナリン0.3mg（場合によってはエピペン注射液0.3mg）を配備する～」[1]と記載がある．

（小林清佳）

文　献

1)　日本医療安全調査機構（医療事故調査・支援センター）：医療事故の再発防止に向けた提言　第3号　注射剤によるアナフィラキシーに係る死亡事例の分析．日本医療安全調査機構，2018.
2)　PUMPHREY RSH：Lessons for management of anaphylaxis from a study of fatal reactions. Clinical and Experimental Allergy 30：1144-1150，2000.
3)　日本アレルギー学会：アナフィラキシーガイドライン．https://www.jsaweb.jp/modules/journal/index.php?content_id=4（2018年8月11日アクセス）

5 歯科訪問診療における感染予防

「在宅歯科医療の基本的考え方 2016」（一般社団法人 日本老年歯科医学会）によると，在宅歯科診療を行う「生活の場」は，清浄度分類上「外来診療環境」より衛生レベルが一段階低いものとなる．また，衛生レベルは，在宅歯科医療の適切な診療範囲の決定に重要な要素となる．在宅歯科医療では，比較的高度な衛生レベルが求められる処置（抜歯や抜髄処置などの侵襲を伴う治療の実施）に特に注意を要する．これは，処置・治療を行うことができないのではなく，患者の状態の把握や与える侵襲の低減対策，診療環境の構築等の十分な配慮が求められ，十分な感染予防対策が必要となるという意味である．

このように歯科訪問診療においては，訪問先（患家，施設，病院など）や診療環境（場所，スペース，照明，術者・患者の姿勢，感染予防，水回り，電源，音など）もさまざまなため，各訪問先では診療室で行う外来診療環境とは大きく異なる．このような環境での感染予防対策には院内の感染症対策と同様に注意が必要になる．

感染症は感染源となる病原微生物，汚染された手指，器具，器材があり，感染経路（空気，飛沫，接触，血液媒介感染）を通じ宿主（人間）に至る．感染を防ぐためには感染経路を遮断し，感染源を取り除く必要がある．また，宿主（人間）側の対策として抵抗力を高めることも必要であるが，歯科訪問診療の対象者は，高齢者や抵抗力の低下した者であるため，可能な限り感染させない対策を取らなければならない．また，訪問先も多様なため，訪問先から次の訪問先へ感染源を移動させない，持ち込まないことも重要となる（図1）．

具体的な予防策は，院内感染予防を基本とする（表1）．十分な医療面接，感染症有無の確認，手洗い，手指消毒，手荒れ対策，スタンダード・プリコーション（標準予防措置策），感染経路別予防対策が必要となる．スタンダード・プリコーションの具体的な内容は，手洗い，グローブの着用をはじめとして，マスク・ゴーグルの使用，エプロン・ガウンの着用，ケアに使用した器具の洗浄・消毒，防護具の処分方法，環境対策などがある．感染経路別予防対策は，スタンダード・プリコーションに追加して，接触感染，飛沫感染，空気感染，血液媒介感染など，それぞれの特徴に対する予防策を追加する．もしも，症状に感染の疑いがもたれるのであれば，診断前から予防策を取ることが必要である．

歯科診療時の特徴として，歯の切削や義歯の削合などにより，血液や唾液が付着したエアロゾルの飛散が発生し，感染の原因となる．歯科訪問診療時には，口腔外バキ

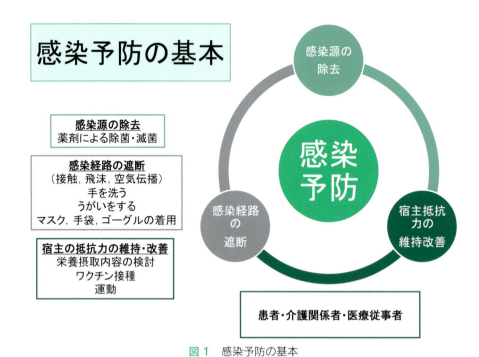

図1 感染予防の基本

ュームなどの機器管理環境が困難な場合もあり，可能な限り（切削場所の検討，防護シールド内での義歯削合など）防御する方法の検討が必要である．

1. 歯科処置時に注意が必要な感染症
- 血液：ウイルス性肝炎（HBV，HCV），エイズ（HIV）
- 痰：結核，MRSA（メチシリン耐性黄色ブドウ球菌），緑膿菌

＜予防対策＞
- 手袋，マスクの着用
- 手袋を着用し，外した後は手洗い．
- 素手で血液，痰などに触れてしまったらすぐに手洗い．
- 歯ブラシ，義歯ブラシ，歯間ブラシ，舌ブラシ，スポンジブラシ，コップなどは個人専用とし，使用後は洗浄，乾燥を行う．

訪問診療において手洗いが難しい環境の場合は，診療前にはアルコール含有の手指消毒シートまたは，速乾性手指消毒剤（ジェル含む）による消毒を行い，グローブを装着し処置を行う．処置終了後も同様の消毒を行い，対応する．ただし，基本は手洗いであるため，可能な限り手洗いできる条件を探すことがもっとも重要である．

表1 歯科医療における感染管理のためのCDCガイドライン2003の勧告

手指の衛生
- 口腔内の外科処置を行う場合，外科処置時の手指消毒を行った後で，滅菌済みの外科用手袋を着用する．メーカーの指示に従って，抗菌石けんと水，または石けんと水で手洗いし，その後，手を乾かして持続作用のある速乾性アルコール製剤を擦り込む．
- 液体の製品は密閉容器に保存する．密閉容器はディスポーザブル製品を使用するか，そうでない場合，詰め替える前に十分洗浄し，乾燥させる．半分空になったディスペンサーに石けんやローションを注ぎ足さないこと．
- 手洗いに関連した皮膚の乾燥を防ぐためにハンドローションを使用する．

適切な防護具の使用
- 血液やその他の体液のしぶきや飛散が予測される処置を行う間，眼，鼻，口の粘膜を防護するために，外科用マスク，および硬いサイドシールドのついた防護用のゴーグルかフェイスシールドを着用する．
- マスクは患者が変わるごとに交換し，また治療中でもマスクが湿ってきたら交換する．
- 作業エリア（歯科治療室，器具処理エリア，歯科技工室など）から出る際は，手袋，マスク，ゴーグル，ガウンなどの個人防護具を取り外す．
- 患者ごとに新しい手袋を着用し，微生物が他の患者や環境に移るのを防ぐために使用後は速やかに取り外して直ちに手洗いをする．

歯科医療機器・器具の処置
- クリティカル器具はそれぞれ使用前に洗浄し，加熱滅菌を行う．
- セミクリティカル器具はそれぞれ使用前に洗浄し，加熱滅菌を行う．
- ノンクリティカルな患者診療用の物品は，カバーで保護するか洗浄し，肉眼で汚れが確認される場合は，毎使用後にEPA承認の病院用消毒薬で消毒を行う．血液による汚染が肉眼で見える場合には，結核菌殺菌効果のラベル表示があるEPA承認の病院用消毒薬（すなわち中水準消毒薬[*1]）を使用する．
- 滅菌または消毒の前に，医療器具に付着した肉眼で見える血液やその他の汚染物を除去する．
- 未包装滅菌を行う場合は事前に医療器具を洗浄し，乾燥させておく．
- 包装滅菌済みの医療器具の保管・管理は，日付またはイベントに基づく保管期間に従って実践する．

環境
- 環境表面（臨床における接触表面[clinical contact surfaces]または日常的な清掃表面[housekeeping surfaces]）の消毒に液体化学滅菌剤／高水準消毒薬[*2]は使用しない．
- 環境表面を洗浄，消毒する際は，必要に応じて個人防護具を使用する．そのような防護具としては，手袋（耐貫通性，耐薬品性の手袋など），個人防護具（ガウン，上着，白衣など），防護用の眼鏡／フェイスシールド，マスクなどがあげられる．
- 臨床における接触表面は，特に洗浄が困難な場合（デンタルチェアのスイッチなど），防護用の表面カバーを使用し，患者ごとに交換する．

[*1] 中消毒薬：結核菌，栄養型細菌，ほとんどのウイルスとほとんどの真菌を不活化することができる消毒薬．次亜塩素酸ナトリウム，ポビドンヨードなどをいう．
[*2] 液体化学滅菌剤／高水準消毒薬：多数の細菌芽胞を除くすべての微生物を殺滅する．長時間の接触では真菌および芽胞などあらゆる微生物を殺滅することができる消毒薬．グルタールアルデヒド2％以上などをいう．

82　第3章　治療時に注意すべき事項

2. 歯科訪問診療時（在宅，施設など）に注意が必要な感染症や病原体

疥癬（皮膚のヒゼンダニ），シラミ症，真菌症（ほこりに含まれているダニ，カビ）など

＜予防対策＞

・手袋，マスク，ガウン（必要により）の着用

・手袋を着用し，外した後は手洗い．

・素手で血液，痰などに触れてしまったらすぐに手洗い．

・診療機器，診療器材，器材運搬用BOX周囲の清拭（消毒用エタノール）

・疥癬（皮膚のヒゼンダニ），シラミ症感染者への対応には，訪問先の感染対策に従い，必要最低限の器材の持ち込み，使用を心がける．

施設を利用している患者は，ダニ，シラミの繁殖しにくい環境で生活しているため特段の配慮は必要がない場合が多い．しかし，在宅の患者の場合，さまざまな環境のもとで生活しているため配慮しなければならない．生活している場の衛生環境の維持状態により注意が必要な場合が多い．

（須田牧夫）

参考文献

1) 一般社団法人 日本老年歯科医学会：在宅歯科医療の基本的考え方2016（2016/12/04）．http://www.gerodontology.jp/committee/file/homecare_20161204.pdf（2017年9月28日アクセス）

2) 日本歯科医学会監修：エビデンスに基づく一般歯科診療における院内感染対策実践マニュアル改訂版．永末書店，京都，2015.

3) 一般歯科診療時の院内感染対策作業班：日本歯科医学会厚生労働省委託事業「歯科保健医療情報収集等事業」．「一般歯科診療時の院内感染に係る指針」平成26年3月31日．https://www.jdha.or.jp/pdf/sikahoken.pdf#search='%E6%97%A5%E6%9C%AC%E6%AD%AF%E7%A7%91%E5%8C%BB%E5%AD%A6%E4%BC%9A+%E6%8C%87%E9%87%9D+%E6%B-B%85%E8%8F%8C'（2018年1月10日アクセス）

4) 田口正博，西原達次，吉田俊介 訳，小林寛伊 監訳：歯科医療の現場における感染制御のためのCDCガイドライン．メディカ出版，大阪，2004.

5) CDC：Guidelines for Infection Control in Dental Health-Care Settings-2003. http://www.cdc.gov/mmwr/PDF/rr/rr5217.pdf（2018年1月10日アクセス）

6 高齢者の抑制

1. 医療現場での抑制

　医療現場における抑制は，患者が自由に動かせる体の一部や，全身を抑えて動きを止めることで，患者の安全を確保するために行われる行為である．方法は，物理的，薬物などにより活動を制限する．抑制法を行う場合には必要最低限の実施とし，循環障害や神経麻痺を来さないように常に観察する．特に，人権に配慮した行動が重要とされている[1]．

　同様な行為を表す用語は，「抑制」，「身体拘束」，「行動制限」など多々みられるが，定義や基準，対象者等の厳密な違いは専門領域により異なる．拘束は自身を傷つけたり，他人を害する行動を予防するためにとられる治療上の行為で，精神疾患に適用されることが多いが，転倒などの危険がある老人が適応になることもあるとされている[1]．

　身体拘束の場合，介護施設では，平成11年3月に「指定介護老人福祉施設は，指定介護老人福祉施設サービスの提供にあたり，当該入所者又は他の入所者等の生命又は身体を保護するため緊急やむを得ない場合を除き，身体的拘束その他利用者の行動を制限する行為を行ってはならない」という厚生省令で基準が示されてから，身体拘束は行われなくなってきている．身体拘束禁止の対象となる具体的な行為としては，さまざまな行為がある．参考までにいくつかを表1に示す．

　このような状況においても，やむを得ず行わなければならない場合には，対象者の

表1　身体拘束禁止の対象となる具体的な行為

---

① 徘徊しないように車椅子や椅子，ベッドに体幹や四肢をひも等で縛る．
② 転落しないように，ベッドに体幹や四肢をひも等で縛る．
③ 自分で降りられないように，ベッドを柵（サイドレール）で囲む．
④ 点滴，経管栄養等のチューブを抜かないように，四肢をひも等で縛る．
⑤ 点滴，経管栄養等のチューブを抜かないように，または皮膚をかきむしらないように，手指の機能を制限するミトン型の手袋等をつける．
⑥ 車椅子や椅子からずり落ちたり，立ち上がったりしないように，Y字型抑制帯や腰ベルト，車椅子テーブルをつける．
⑦ 立ち上がる能力のある人の立ち上がりを妨げるような椅子を使用する．
⑧ 脱衣やおむつはずしを制限するために，介護衣（つなぎ服）を着せる．
⑨ 他人への迷惑行為を防ぐために，ベッドなどに体幹や四肢をひも等で縛る．
⑩ 行動を落ち着かせるために，向精神薬を過剰に服用させる．
⑪ 自分の意思で開けることのできない居室等に隔離する．

（厚生労働省：身体拘束ゼロ作戦推進会議　2001.）

特性や，行動の支援などのアセスメントを行い，対応方法を検討する．身体拘束の三原則は，「切迫性」，「非代替性」，「一時性」で，この3点が満たされることが必要となる[2]．「切迫性」は，行動制限を行わない場合，患者の生命または身体が危険にさらされる可能性が高い状態（意識障害，説明理解力低下，精神症状に伴う不穏，興奮）とされる．「非代替性」は，行動制限以外に患者の安全を確保する方法がない状態である（薬剤の使用，病室内環境の工夫では対処不能，継続的な見守りが困難など）．「一時性」は，行動制限は一時的であること．本人の状態像等に応じて必要とされる最も短い拘束時間を想定する必要がある．これら3つの原則を基本とし，拘束的介入が用いられるべき状況，具体的な方法，1回あたりの使用時間，選定された方法が利用者本人にもたらす利点，選定された方法が利用者本人にとって，最も拘束度合いの低いものであることの具体的証明などを検討する必要がある．

　歯科の臨床現場ではどうであろうか．障害者歯科や小児歯科においては診療内容により，患者の安全のために行動調整法を実践している．具体的な行動調整法は，行動変容法（行動療法：不安軽減法，行動形成法など），体動のコントロール（神経生理学的コントロール法，物理的・機械的コントロール法，事故防止のための身体抑制法など），精神鎮静法（笑気吸入鎮静法，経口投与鎮静法など），全身麻酔法などを患者の必要な状況により選択することとなる[3]．

2. 高齢者に対する抑制

　高齢者に対してはどうであろうか．障害者歯科や小児歯科の患者のように，力が強く，激しく体動することは少ないが，現在増加している認知症患者やせん妄症状のある者に対する歯科緊急処置が必要な場合には，十分な管理・準備の下，行動調整法が必要になる場合がある．また，認知症のタイプ，重症度により，歯科治療や口腔衛生管理を行う場合にも行動調整法（重症度により項目が異なる）が必要な場合が多い．このような場合においても，高齢者の尊厳を守りながら対応しなければならない．行動調整の選択は，患者の特性，協力度，理解度などの問題点，既往歴や現病などの全身状態，家族の希望，術者側の歯科治療技術，行動調整能力などを総合的に分析し，評価を行い慎重に決定することが必要である．また，選択時には，患者本人，家族，介護者に行動調整法の危険性（精神鎮静法，全身麻酔など）や薬物使用以外の方法での限界，1つの方法のみだけではなく，さまざまな方法を試みることなどについて十分説明し，同意を得ることが条件となる．同意を取る際のコツは，可能な限り時間を取り，関係者にできるだけわかりやすく，丁寧な説明を心がけることである．また，処置方法や，行動調整法などの説明書を準備しておくことで説明がスムーズにいく場合が多い．説明では気づかなかった不明点や，質問事項が出てくることもあるが，納

6 高齢者の抑制 *85*

表2 高齢者に対する行動調整法

行動変容法	
・不安軽減法（情動反応）	リラクセーション法 系統的脱感作 エクスポージャー法（Tell-Show-Do法，カウント法） モデリング法
・行動形成法（自発行動）	オペラント条件づけ
体動のコントロール ・物理的コントロール	人的な方法，徒手による抑制
精神鎮静法	・笑気吸入鎮静法 ・静脈内鎮静法
全身麻酔法	

（日本障害者歯科学会編：スペシャルニーズデンティストリー障害者歯科，p.228，医歯薬出版，2011.
を参考に作成）

得を得られるよう追加の説明が可能となる．

　高齢者で行動調整法が必要となる場合は，①身体（四肢）の動きが大きく，多い場合，②精神状態が不安定な場合，③せん妄症状が認められる場合，④認知症症状（周辺症状：BPSD）が認められる場合，⑤自傷行為がある場合や，⑥他者に危害を与える可能性がある場合に行動を制限する．

　まず，高齢者に対する行動調整法（表2）として，「口をあけてください」，「舌を出してみてください」，「鼻で呼吸をしてください」などの声かけを行い，さらに「口の周囲を触ります」と声かけを行ったうえで，手全体を使用し，優しく柔らかく，左右下顎角部や下顎全体，口元を触れたり，指で口唇や歯肉を軽く触れたりして，行動変容法（不安軽減法，行動形成法）が可能かを確認する．不安軽減法のリラクセーション法は筋肉の緊張を緩め，リラックスした状態に整えることで不安な状態を取り除く手法である．この手法を用い，不安や恐怖，緊張などに対し呼吸を整え，安心した状態で治療が行えるように弱い刺激から強い刺激へ，恐怖の刺激も弱いものから強いものへ段階的に用いながら系統的に脱感作を行っていく手法が系統的脱感作である．具体的には，口腔周囲に触れることを嫌がる患者や，指示が困難で開口が難しい患者などの口腔衛生管理を行う際，段階的に弱い刺激を与え，緊張や不安を取り除く．まず声かけを行い，手指や足部の末梢から術者の手で軽く触れながら再度声かけを行う．その後，肩や頸部に触れ，反応を見ながら口腔周囲にも同様に触れていく．口腔周囲の刺激を敏感に感じる者も多く，顔をそむけたり，口唇を触れることで閉鎖したり，くいしばる反応が見られる．徐々に刺激に対し慣れが見られた場合には，柔らかいもの（指腹，綿花，ガーゼ，スポンジブラシ，柔らかい歯ブラシ等）から使用し，衛生

管理を行う．このように，徐々に刺激を与えながら，刺激を受容してもらえるように進めていく．また，エクスポージャー（曝露）法はあえて声かけなどの刺激を与え，感作を行う方法で，Tell-show-do法[4]，カウント法などがある．Tell-show-do法は，Tell（話して），show（見せて），do（行う）手法により子供に対して多用される手技である．カウント法は，1〜10秒を数える手法で，歯科機器の使用時に1〜10秒を数えさせ，その行為に注意がひきつけられ機器の刺激が和らぐ方法として行う．

　高齢者の精神神経機能の加齢変化で，高次脳機能のうち，流動性知能（新しい記憶や情報処理能力）は，加齢に伴い低下するのに対し，結晶性知能（過去に学んだ知識や経験に基づく能力）は高い状態を維持するとされている[5]．高齢者の特徴を加味したうえで，行動変容法の可否確認を行うことは，歯科治療を行ううえで重要である．また，軽度の認知症症状が認められる患者に対しては，オペラント条件づけにおける，「褒める，微笑み，握手」などの手法で動機づけ，安心させる方法も効果的である．このような方法を組み合わせ，高齢者や，軽度認知症患者に対して行う歯科処置時（印象採得時にゆっくり鼻呼吸が継続できた，局所麻酔時の痛みに耐えた，処置時の開口維持が可能であった等）に，「よくできましたね」，「頑張りましたね」などの声かけを行い，処置への自信や安心感を与えることが有効な場合が多い．

　疼痛が伴う治療の場合には，体動のコントロール（神経生理学的コントロール法，物理的・機械的コントロール法，事故防止のための身体抑制法など）も必要な場合がある．これらの方法でも，調整が困難な場合には，精神鎮静法（笑気吸入鎮静法，経口投与鎮静法など）や全身麻酔法を検討しなければならない．

　高齢者の歯科診療に対し不安感や不快感，恐怖心をもつ者，ストレスに対する予備力の低下した者，心疾患，高血圧症などの慢性疾患罹患者において，診療中の過度なストレスを与えない予防的な方法として笑気吸入鎮静法（笑気30％以下，酸素70％以上の混合）の応用は効果的である．安全性の高い方法であるが，禁忌症としては，体内閉鎖腔（気胸，腸閉塞，肺気腫等）のある者，中耳炎で耳管が閉鎖している者（耳に笑気ガスがたまり，内圧上昇により痛みが生じる），2カ月以内に網膜剥離の手術で眼内に医療用ガスの注入を受けている者などである．また，禁忌ではないが，協力できない者（拒否によるマスクの定置が困難等），鼻閉のある者（安定した吸入が困難）に対しては，安定した効果を持続できない可能性があるため，場合により中止することとなる．

　現時点では，障害者歯科や，小児歯科における行動調整法などのように系統立てた臨床方法が確立していない．今後は，高齢者人口の増加，医療技術の進歩，社会保障制度の改善に伴い，身体的，知的，精神的な障害のある高齢者が増加していくため[6]，より多くの高齢者に対する歯科治療が必要となるはずである．そのため，高齢患者に

表3　せん妄のリスク因子

準備因子 　脳機能の低下に影響する	高齢（60歳以上） 認知症・脳卒中 慢性腎疾患，肝疾患，肺疾患
直接因子（身体的要因） 　せん妄発症の病因となる 　疾患や薬物	中枢神経疾患 （脳卒中，変性疾患など） 内分泌・代償性障害 （低酸素症，脱水，低血糖など） 循環・呼吸器系疾患 （心筋梗塞，ショック，呼吸不全など） 他の疾患・状態 （手術侵襲，感染症など） 薬物 （ベンゾジアゼピン系抗不安薬，睡眠導入薬，抗パーキンソン病薬など）
誘発因子（促進因子） 　せん妄発症を促進する 　環境や心理的要因	環境の変化 （不慣れな環境，家族や介助者の不在など） 感覚過剰・遮断 （照明，騒音，眼鏡，補聴器の未装着など） 不動・身体拘束 （安静，モニター装着など） 疼痛 （コントロールされていない疼痛など） 睡眠障害 （不眠など） 心理的ストレス （不安など）

（日本看護倫理学会　臨床倫理ガイドライン検討委員会：身体拘束予防ガイドライン．p.6，2015．より改変．原出典：Lipowski ZJ：Delirium：Acute Confusional State, p.442-447, Oxford University Press, 1990.）

対する行動調整法や抑制方法に関し，よりよい方策がないか，臨床現場において検討が必要と思われる．

3. 高齢者のせん妄とは

　脳機能の失調によって起こる，注意の障害を伴った軽い意識のくもり（意識混濁）を基盤とする症候群である．落ち着きのなさ，不安，易怒性（些細なことで怒りやすい），注意散漫，睡眠障害などの前駆症状から，次第に注意障害，記憶障害，見当識障害，言語障害，知覚・思考障害，精神運動・情緒障害，睡眠覚醒周期障害などの症状が出現する[2]．症状により，せん妄は認知症と間違われることがある．

　せん妄の多くは一過性のもので，原因の除去と治療により改善する．突発的な症状の場合，認知症ではなくせん妄の可能性が高い．また，うつ病とも間違えられることもある．一方，認知症の場合には徐々にこのような症状が出現するため，かかりつけ

医や専門医による診療情報提供が重要となる.

　せん妄が起こる原因として，準備因子（脳機能の低下に影響する），直接因子（身体的要因，せん妄症状の病因となる疾患や薬物），誘発因子（促進要因，せん妄発症を促進する環境や心理的要因）（表3）などがある．また，認知症患者の場合には，誘発因子である環境の変化に対し適応が困難なために，一時的に認知症の症状が悪化する「リロケーション・ショック」と呼ばれる状態が認められることもある．外来での歯科治療時や歯科治療のための入院中にこのような症状が出現した場合には，せん妄の可能性も考慮し，専門科への問い合わせなど，適切に対応する必要がある.

（須田牧夫）

文　献

1) 医学書院：医学大辞典　第2版第2刷. 医学書院，東京，2010.
2) 日本看護倫理学会　臨床倫理ガイドライン検討委員会：身体拘束予防ガイドライン. http://jnea.net/pdf/guideline_shintai_2015.pdf（2018年5月10日アクセス）
3) 日本障害者歯科学会編：スペシャルニーズデンティストリー障害者歯科. 医歯薬出版，東京，2011.
4) Addelston. H. K.：Child patient training. Chicago Dent soc 38：7-29, 1959.
5) 一般社団法人日本老年歯科医学会（編集協力）：老年歯科医学. 医歯薬出版，東京，2015.
6) 障害関係団体連絡協議会　障害者の高齢化に関する課題検討委員会：障害者の高齢化に関する課題検討報告. 2015年5月. http://www.shakyo.or.jp/research/2015_pdf/20150529_koureika.pdf（2018年5月1日アクセス）

7 医療事故調査制度

1. 医療事故調査制度について

　第6次医療法改正により，平成26年6月1日に医療事故調査制度が成立し，平成27年10月1日より制度施行された．制度の目的は，医療の安全の確保のため，医療に起因する死亡事例を対象に事故の調査や分析を行い，医療事故の再発防止をはかるものである．歯科医療においても例外でなく，診療所単位でも制度の対象となっている．

第6次　医療法改正（平成26年6月）

> 第6条の10
> 　病院、診療所又は助産所（以下この章において「病院等」という。）の管理者は、医療事故（当該病院等に勤務する医療従事者が提供した医療に起因し、又は起因すると疑われる死亡または死産であって、当該管理者が当該死亡又は死産を予期しなかったものとして厚生労働省令で定めるものをいう。以下この章において同じ。）が発生した場合には、厚生労働省令で定めるところにより、遅滞なく、当該医療事故の日時、場所及び状況その他厚生労働省令で定める事項を第6条の15第1項の医療事故調査・支援センターに報告しなければならない。

　報告対象となる事例は，以下の3つを満たすものである（図1）．
①提供した医療に起因する．または，起因する疑い．
②管理者が予期しなかった．
③死亡事例

　①の「医療に起因する」とは，医療者側が提供した医療に関連して死亡した可能性があるもので，当てはまる医療行為として，診断・診察・検査・診療行為にかかわるもの，リハビリ・療養上の指導にかかわるもの，疾患の見落とし等が含まれる．原疾患の進行による死亡，患者の自殺，犯罪，災害によるものなどは除外される（表1）．

　②の「管理者が予期しなかった」とは，制度の報告と，報告を行う判断は管理者が主体となり行うことである．ただし，報告対象となる事例かどうかの判断は医療施設内での合議により行うが，個人開業医院では合議の形をとることが難しいため，院長の判断となることが考えられる．

　②の「予期」とは，当該患者の個人的病状等を踏まえた個別の死亡可能性を診療録へ記載していた，または患者へ説明を行っていれば「予期していた」ということにな

	医療に起因し，または起因が疑われる死亡	左記に該当しない死亡
管理者が予期しなかったもの	制度の対象事例	
管理者が予期したもの		

図1　対象となる事例

（日本病院会：院内事故調査の手引き〜医療事故調査制度に対応した具体的手順〜．p.5，日本病院会，2015．より改変）

表1　「医療に起因する」の考え方

医療に起因する死亡	医療に起因しない死亡
診断：徴候，症状に関するもの 検査等：検体検査，生体検査，診断穿刺，検体採取，画像診断に関連するもの 治療：投薬注射，リハビリテーション，処置，手術，麻酔，放射線治療，医療機器の使用に関連するもの その他：療養，転倒・転落，誤嚥，患者の隔離，身体拘束，身体抑制に関連するもの ※その他は管理者が医療に起因すると判断した場合	左記に含まれない （例） 施設管理，火災，地震，落雷などの天災 提供した医療に関連のない偶発的な疾患（併発症） 原病の進行，自殺，院内で発生した事件による死亡

（日本病院会：院内事故調査の手引き〜医療事故調査制度に対応した具体的手順〜．p.6，日本病院会，2015．より改変）

る．この手術や処置を行って死亡する可能性があるとういう一般的な説明や，死亡確率では予期していたことに当てはまらない．

③の「死亡事例」とは，本制度は死亡事例を対象としているため，重大な医療事故であっても死亡にいたらなければ報告対象とならない．

歯科で予測される事例としては，

・既往歴，アレルギー等の見過ごし

・アナフィラキシーショック

・アスピリン誘発性喘息（NSAIDs 過敏喘息）患者への鎮痛剤投与

・誤飲・誤嚥やラバーダム下の治療中の窒息

・手術後の出血による気道閉塞

・癌の診断見落とし

などが考えられる（高次医療機関搬送時の死亡であっても自院の事例となる）．

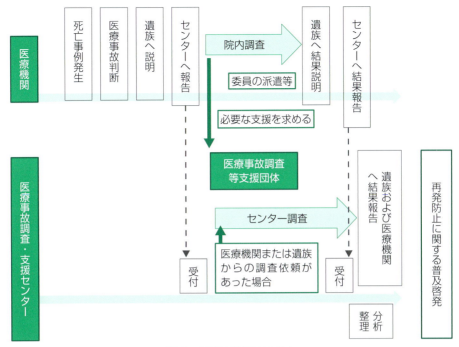

図2　医療事故調査の流れ
（日本医療安全調査機構（医療事故調査・支援センター）：医療事故調査の流れ．https://www.medsafe.or.jp/modules/about/index.php?content_id=2 より改変）

　医療事故調査制度における医療事故発生からの流れを図2に示す．事故判断から調査や報告については医療事故調査・支援センターへの相談や医療事故調査等支援団体へ必要な支援を求めるものとされ，支援を受けることができる．

2．医療事故調査制度による調査の進め方

　医療事故が発生した場合にまず配慮しなければいけない点は，患者家族等（遺族）への対応である．医療者側も慣れない事態に陥るが，状況や臨床経過，医療事故調査制度について真摯に説明を行う．同時に，使用した医療器具や事象の時間経過，モニターの記録等を保存保管しておき，現場を写真等で記録する．記憶等があいまいにならないうちに，行った診療行為，患者の状態や事例にかかわった人物の行動や気づいた点について記録しておく．診療記録への記載は，追加する事項がある場合，追記の部分であることがわかるように記載する．

　管理者が医療事故調査制度に関する事案かを判断し（図1，表1），医療事故調査・支援センターへ届け出る．届け出は遅滞なく行うとされているが，実態は「患者死亡から医療事故発生報告までの期間」（医療事故調査・支援センター平成29年年報）で，最短2日，最長657日，平均57.2日，中央値28日と，報告判断までに時間を要して

いる傾向がある.

　事故発生時のセンター報告については，医療事故調査・支援センターや医療事故等支援団体（大学病院，病院団体，学術団体（学会等），職業団体（歯科医師会等））の相談，助言をもとめてもよい．また，報告の手続きまでには時間を要しても，調査のための遺体解剖や死亡時画像診断の必要がある場合は進めていく．その場合は解剖に対する同意が別途必要となる．

　基本は医療事故調査・支援センターではなく，自院による院内医療事故調査を行い，調査の公正性を保つために，第三者の外部調査委員を含むことが望ましいとされる．調査に必要な専門性をもった調査委員の派遣を学会等に依頼することができる．

　調査報告で立案された医療安全対策は，自院の規模等に合ったもので実行可能なことが必要である．

　調査終了後は遺族へ口頭もしくは書面の遺族が希望する形式で結果説明を行い，医療事故・調査支援センターへも報告を行う．

　医療事故調査・支援センターによる調査は，医療機関の院内事故調査後に医療機関や遺族から申し出があった場合に行われる．また，医療機関から届け出の行われていない事例，院内事故調査の行われていない事例については，遺族側のみの要望でセンター調査を行うことはできない．遺族から医療事故調査・支援センターへ医療事故の相談があった場合は，医療機関へその旨が伝えられる．

3. 医療事故調査制度の考え方

　いまだ，患者への説明資料が裁判に使用されるのではないか等の意見があり，制度のありかたも結論をみないが，個人や医院の責任追及をするものでなく，患者安全のための制度であり，事例の再発防止や医療安全に寄与する目的がある．報告を怠ったとしても罰則等は設けられていないが，医療者側と患者との信頼関係においても，事例報告や調査は行われるべきである．ただし，必ずしも原因が解明されるものではない．

4. 異状死の届け出との関連

　異状死の届け出は，医師法21条において「医師は，死体又は妊娠4ヶ月以上の死産児を検案して異状があると認めたときは，24時間以内に所轄警察署に届け出なければならない」とされている．これに当てはまる場合は異状死の届け出も同時に行う．検案した医師に届け出義務があり，歯科医師には届け出義務はないが，届け出義務違反に加担することは処罰の対象となる．

　改正医療法の附則において，施行2年以内の医療法21条の見直しをするとあるが，医療事故調査制度と医師法21条との兼ね合いは結論が繰り越されている．　（小林清佳）

COLUMN 患者はいつも咳で危険を教えてくれるとは限らない

　高齢者は，気道内に誤って侵入したものを喀出するための防御反応である，咳反射（喀出力）が低下（弱い／遅い）しています．誤嚥をしても咳が出ないケースを不顕性誤嚥と呼び，重度摂食嚥下障害者にはよく見られます．そのため診療時に咳がでていないからといって，必ずしも患者が安全な状態でいるとは限りません．印象時に印象材が不適切な位置まで侵入していたとしても，スケーリング時に汚染された水が気管内に侵入していたとしても，術者が気づいていないことも多いのです．まず，やせや湿性嗄声，意識レベルの低下といった症状を呈する重度摂食嚥下障害を疑うような患者に対しては，診療時に呼吸や脈拍，SpO_2 といったバイタルサインや疲労度の把握をしておく必要があります．

　喀出力が低下する要因の一つとして，黒質で産生されるドーパミン減少が引き起こす，サブスタンス P の減少があげられます．サブスタンス P は迷走神経あるいは舌咽神経の知覚枝の頸部神経節で産生されます．

　最近では投薬による嚥下反射・咳反射の改善も行われています．アマンタジン（シンメトレル®）はドーパミンの遊離を促し，ACE 阻害薬イミダプリル（タナトリル®）はサブスタンス P の分解を阻害する働きがあります．

　またカプサイシンはサブスタンス P を放出する物質であり，カプサイシンシートやカプサイシン軟膏も応用されています．

　これらを上手に活用していくことも今後必要でしょう．

（髙橋一也）

参考文献：大類　孝，山谷睦雄，荒井啓行，佐々木英忠：高齢者の誤嚥性肺炎．日老医誌 40
　　　　　（4）：305-313，2003.

COLUMN　緊急時の記録

　日常の診療中に患者さんに全身状態悪化や偶発症，偶発的な出来事が起こったら，また高齢患者の治療中の変化について家族や施設への状況説明のため，起こった出来事の記録をとっておくとよいでしょう．

　筆者の施設の病院では「緊急時記録用紙」というものを用意して，患者急変時などにスタッフが誰でも記録できるようにしています（右ページの図参照）．（職員マニュアルには記入例を載せています）

　この用紙に患者基本情報や連絡先，時系列経過や対応した人を記録，生体情報モニターの記録の貼り付けなどを行い，情報を集約します．用紙の様式を設定しておくことで，緊迫した状況でも記入しやすく，メモ用紙等で起こる紛失を防ぎます．用紙は患者さんとともに移動させ，何かあれば追記していくと，医療機関を移る際や，対応するスタッフが交代する際の情報伝達に役立ちます．筆者も患者搬送先の救急外来の医師に用紙をお渡しして，経過の参考となったことがありました．しかし，急に「よろしければ記録用紙をください」と言われたため，コピーをとっておらず，自分の用紙がなくなってしまいました．後から自院でも記録等で必要になるため，渡す際に写しをとっておきましょう．

〈記入する事項〉
・患者の基本情報：既往，常用薬，アレルギー，特記事項，家族の連絡先等
・状況：行っていた処置，何をしてどのようになったか，患者の様子等，行った対応，出来事に時刻を入れて記載する．
・モニターの記録等：血圧等を測定した記録があれば記載し，モニター記録用紙が印刷できるものは貼り付ける（測定した数値の一覧，心電図波形など）．

〈診療録や医療記録への記載〉
　緊急時の記録から起こし事例を診療録や医療記録に記載する際は，時間の正確さや整合性が求められます．院内のモニター時刻や診療室の時計の時刻が合っていない場合などに，ずれが生じてしまいます．記入した時刻に「〜の時計で」や「モニターの時刻で」などと注釈する，各誤差について確認しておく，また，わからない場合は診療録等に適当に記載せず，「不明」，あいまいな時刻は「〇時〇分ごろ」とするなど適切に記載を行うほうがよいでしょう．ただし，緊急時の医療介入，救命処置，通報などの時刻は重要ですので，現場の数人で時刻を確認し合い，どの時計であったかを記録し，事後は「そうであったか」の申し合わせを行います．

（小林清佳）

緊急時記録用紙

氏名： ○ ○ ○ ○ 　　　（男性）・女性　　年齢 75 　　歳

既往：なし・（高血圧症）・（心疾患）・糖尿病 （ 狭心症 　　　　　　　　 ）

服薬：（あり）・なし （ アダラートCR® バイアスピリン® ）

> お薬手帳のコピー
> を添付してもよい.

アレルギー：（抗生剤）・鎮痛剤・食物・ラテックス （ ペニシリンアレルギー 　 ）

特記事項： 抗血小板薬服用、認知症

家族等緊急連絡先： ×××-××××-×××× （配偶者、妻携帯）

経過記入例：何時何分ごろ局所麻酔で気分不快, 血圧低下

> 患者の様子，全身状態、
> 意識，呼吸状態などを
> 記録する.

13:05 　局所麻酔中に胸痛の訴えあり。

13:08 　モニター測定 血圧220/100 mmHg 脈拍90回/分 SpO₂ 98%

13:15 　かかりつけ内科に連絡、医師の指示でニトログリセリンスプレーを1回口腔内噴霧

13:20 　症状軽減、「まだ胸が苦しい感じがする。」本人訴え。

　　　　血圧拍180/90 mmHg 脈拍80回/分 SpO₂ 98%

13:25 　救急要請（DH○○）

13:40 　○○総合病院へ搬送（○○先生、患者妻が同乗）

```
モニター記録用紙の貼り付け
```

＊できる範囲で記入して下さい。　　＊患者対応を優先して下さい。

図　緊急時記録用紙の記入例
（事例内容は仮想の症例です）

第4章

事例と予防策

1 臨床手技

1. 印象時に患者が激しく咳き込んだ

> **事　例：**76歳，男性．義歯を新製することとなり，研究用模型製作のための印象を採得．既成網トレーとアルジネート印象材を用い水平位にて印象採得を行ったところ，患者に激しい絞扼反射と咳き込みが起きた．

原　因

患者の状態の把握に関すること

- ・高齢者の反応の鈍さなどの特性の理解が不足していた．
- ・患者の嚥下機能障害（口腔内保持機能等）の把握が不十分であった．

治療時の確認に関すること

- ・印象材挿入時に咽頭への流れ込みを確認しなかった．

治療中の体位に関すること

- ・水平位で行った．

使用した歯科用医療機器や歯科材料に関すること

- ・印象材の使用量を誤り，必要以上に多く使用した．

起きてしまったらどうするか

- ・水平位であれば座位になおす．腹部（腹筋）に力を入れてもらう．
- ・可能であればアルジネート印象材がある程度硬化するまでトレーを撤去しない．
- ・誤嚥の可能性がある場合は，ただちに撤去し腹部をのぞき込ませるように体を倒し，喀出させる．
- ・吸引器で吸引を行う．

未然に防ぐにはどうすればよかったか

患者の状態の把握について

- ・患者の絞扼反射の強弱の確認を行う．状況によっては前投薬として精神安定剤の投与を行う．
- ・患者の年齢や病態に応じて，体位の配慮や処置，特に吸引操作を確実に行う．
- ・他院に入院中の患者を診療する際は，患者の病状や嚥下機能等を把握するために，

入院先の病院との連携を密にして情報の共有を図る.

・誤嚥する可能性が高い患者には，その場の状況に合わせて柔軟に対応することが必要である.

治療中の体位について

・印象採得時の患者の姿勢に注意．特に口腔内から咽頭が大きく見えるようなケースでは座位にし，顎を引かせる.

・水平位での診療は誤嚥を起こしやすいことから，可能な限り座位での診療を行う.

使用する歯科用医療機器・歯科材料の選択について

・使用材料の変更および術式の変更を検討する.

・既成トレーに必要以上の印象材を盛りつけない．（上顎歯列のみ印象が必要で口蓋の印象が不要な場合，歯列部分にのみ印象材を盛り付ける）

・印象材の流動性を高くしすぎない.

知 識

絞扼反射とは舌根部，軟口蓋，咽頭部，喉頭部，ときには口腔の各部位の刺激により誘発される吐物を伴わない嘔吐様の反射であり，本来これは有害な物質の侵入を阻止するための防御反射と考えられる.

歯科臨床では，ミラー使用時や上顎の印象採得時などに生じやすい．印象採得時に対する予防策としては，①表面麻酔の応用，②印象材を硬めに練和して硬化時間を短縮させる，③トレー圧接までの操作時間を短縮する，などがあげられる．また，実際に絞扼反射が生じた場合には，①デンタルチェアーをアップライトポジションに戻す，②顔を下に向けて気道を確保する，③腹筋に力を入れさせる（おへそに気持ちを集中させる），④鼻呼吸を促す，といった対策をとる.

異物を誤飲・誤嚥した患者のほとんどが70歳代および80歳代であり，年齢がリスク因子としてあげられる[1].

日本歯科医学会厚生労働省委託事業である「歯科保健医療情報収集等事業」では，「歯科治療時の局所的・全身的偶発症に関する標準的な予防策と緊急対応のための指針」において，誤飲・誤嚥発現時の診療体位はリクライニング位や水平位での診療が多く，座位での発現が最も少ないと報告されていることから，可能な状況であれば座位で施行することや，水平位で歯科治療を行う際には舌根部にガーゼを置くことが勧められるとする内容を掲載している[2].

文 献

1) 日本医療機能評価機構：医療事故情報収集等事業 第47回報告書 2016：144, 2016.
2) 日本歯科医学会厚生労働省委託事業「歯科保健医療情報収集等事業」歯科治療時の局所的・全身偶発症に関する標準な予防策と緊急対応立案 作業班：歯科治療時の局所的・全身偶発症に関する標準的な予防策と緊急対応のための指針 2014.

2. 精密印象時に個人トレーが外れなくなってしまった

> **事　例**：72歳，男性．部分床義歯製作のため事前に個人トレーを製作し，シリコーン印象材にて最終印象を行った．印象材が硬化したため個人トレーを口腔内より撤去しようとしたところ，簡単に外れず，力をこめると患者が疼痛を訴えた．

原因

- 歯間部のブロックアウトを行うことを失念していた．
- 顎堤のアンダーカット部位を大きく越えて個人トレー外形線を設定した．
- 動揺歯の確認を怠った．
- 個人トレーの柄が短すぎた．

起きてしまったらどうするか

　概形模型をよく観察し，撤去できない原因になっているだろう部位の予測を行う．タービンにバー（タングステンカーバイドバーが望ましい）を装着し，予測部位周囲のトレーレジンを頬側から切縁または咬合面にかけて，シリコーン印象材に達するまで慎重に切断する（シリコーン印象材は切断しない）（図1）．

　個人トレーの柄が短すぎて，力が伝わりづらい場合は，新たにトレーレジンを練り柄の長さを足す．

未然に防ぐにはどうすればよかったか

- 歯間部のブロックアウトを確実に行う．使用材料としては，ユーティリティーワックス・水硬性仮封材・ワッテなどがあげられる．多数歯残存の場合や，鼓形空隙が大きいとき，時間を短縮したい場合は寒天印象材もお薦めする（図2）．
- アンダーカットの大きい顎堤部は，個人トレーがアンダーカット部を完全に覆っ

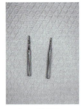
タングステン
カーバイドバー

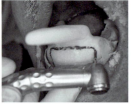

図1　トレーレジンの切断

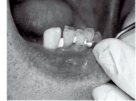
水硬性仮封材

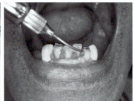
寒天印象材

図2　ブロックアウト例

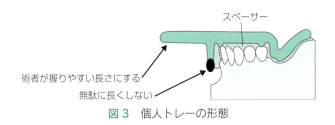

図3　個人トレーの形態

てしまうような位置に，個人トレー外形線を設定しない．
・動揺歯は事前に固定しておく．
・個人トレーの柄の長さを適正な長さとする．

知　識

1）印象採得の準備

　口腔内を，印象採得を行うのに適切な状態にする．残存歯部の大きい鼓形空隙やブリッジのポンティック下面の空隙を，水硬性仮封材やユーティリティワックスで閉塞する．

2）レジン製個人トレー製作時の注意点[1]

　トレー外形線は残存歯の唇頰側は歯頸線より3〜5mm長い位置とし（その際不必要にアンダーカットの大きい口腔前庭部まで伸ばさない）（図3），欠損部では床外形の予定線より1〜2mm内方とする．残存歯の舌口蓋側のトレー外形線は総義歯の床外形線に準ずる．トレーの着脱を妨げるアンダーカットがあればブロックアウトする．

　リリーフの厚みは撤去のしやすさに影響を与える．リリーフの量が多ければ，個人トレー内のシリコーン印象材の量が増え，弾性が大きくなり撤去しやすくなる（しかしその分印象時に顎堤粘膜に圧がかかりにくくなることや不経済という問題が発生する）．

　以下に標準的なスペーサーの量を示す．

　　残存歯部：1.5〜3mm厚（パラフィンワックス1〜2枚）

　　粘膜負担部：1.5〜0.6mm厚（パラフィンワックス1枚〜#30シートワックス2枚）

　個人トレーの柄の長さは，筋圧形成を妨げないような大きさで，位置と角度にも注意する[2]（おおよそ幅15mm・長さ30mm・厚み5mm）．短ければ撤去時に個人トレーに力をかけられない．個人トレー本体と柄がしっかり接合されていなければ撤去時に接合部位より破断する．

文　献

1) 三谷春保，小林義典，赤川安正：歯学生のパーシャルデンチャー　第5版．医歯薬出版，東京，163, 2009.
2) 五十嵐順正，石上友彦，大久保力廣，岡崎定司，馬場一美，横山敦郎：パーシャルデンチャーテクニック　第5版．医歯薬出版，東京，45, 2012.

102　第4章　事例と予防策

3. リライニング時に部分床義歯が外れなくなってしまった

事 例：81歳，女性．粘膜面不適合のため下顎部分床義歯のリライニングを行った．硬化待ちのため数分席を離れたところ，硬化し義歯が外れなくなってしまった．

原　因

・歯間部のアンダーカットでリライニング材が硬化した．
・根面板などの残根部のアンダーカットにリライニング材が入り込んで硬化した．
・術者の不注意

起きてしまったらどうするか

　義歯着脱方向を見極め，撤去を困難にしている箇所について予測する（残存歯間またはクラスプ周囲のアンダーカット部で，裏層用レジンが硬化し外れなくなっているケースがほとんどである）．まず，スタディモデルを参考にして，アンダーカットに入り込みやすい部位を推測し，アンダーカットで硬化したレジンを先の細いポイントでタービンにて除去する．除去は大きなアンダーカットから徐々に行い，その都度義歯の脱離を確認し，最小限の除去を心がける．適宜リムーバーを使用し義歯を着脱方向で叩くことも有効である．

未然に防ぐにはどうすればよかったか

　口腔内で完全硬化させず，硬化直前まで部分床義歯の着脱を繰り返し，最後は口腔外で硬化させる．あるいは，ある程度硬化したら一度口腔外に取りだし，アンダーカット部に入り込んだレジンを鋏で除去し，再度口腔内に戻し硬化させる．

知　識

　義歯床粘膜面の適合が不良となった場合に義歯床を新しい義歯床用材料に置き換え，義歯床下粘膜との適合を図り，義歯床粘膜面の一層を置き換えることをリライニングという．リライニングには，口腔内で筋圧形成を行いながら処置をする直接法と，ダイナミック印象（動的印象）などを行ったのちに義歯を預かって技工室で行う間接法とがある．
　直接法は，モノマーや重合反応熱により顎堤粘膜を刺激する場合があるが，義歯を預かる必要がなく，外来診療や訪問診療の場で広く用いられている．リライニングに用いられる材料の重合型には，常温重合型，光重合型，加熱重合型があり，直接法で

は常温重合型と光重合型が，間接法では加熱重合型，常温重合型，光重合型が用いられる．常温重合型は，液（モノマー）と粉（ポリマー）を混和することによって重合反応が進行し，硬化するため，顎堤や支台歯のアンダーカットに入り込んで硬化した場合には取り出せなくなることがある．光重合型は，光照射により重合，硬化するため，数度の着脱を行い，余剰部分を除去できる．顎堤粘膜を刺激することも少ないので，粘膜が過敏な症例でも用いることができる．

　また近年では，初めはティッシュコンディショナーとしての機能をもち，装着後約1週間経過すると自発的に硬化が始まり，機能時の印象のままリライニング材になる，痛みも少なく義歯に慣れやすい材料も開発されている[1]．

　直接法のリライニング操作を下記に示す[2]．

1）常温重合型レジンによる操作

①リライニング材を混和し流動性が低下してクリーム状になった時点で義歯床粘膜面全体に均等に盛り，適当な粘稠度（表面の光沢がなくなった）になった時点で口腔内に挿入する．

②咬頭嵌合位で軽く咬合させ，次いで筋圧形成（筋形成・辺縁形成）を行う．

③レジンが餅状よりやや硬めになった時点で，義歯を口腔外に取り出して余剰なレジンを除去する．再度，口腔内に装着して，レジンの硬化を待つ．硬化促進剤を用いて，口腔外で完全硬化させる場合もある．

④十分に硬化させた後，義歯を口腔外に取り出す．

⑤形態修正，リリーフすべき部位の調整，咬合調整を行い，研磨する．

2）光重合型レジンによる操作

①義歯床粘膜面に光重合レジンを盛り上げ，口腔内に挿入する．

②咬頭嵌合位で軽く咬合させ，次いで筋圧形成（筋形成・辺縁形成）を行う．

③余剰のレジンを除去後，再度口腔内で同じ操作を行う．この操作は，温湯に浸して粘度を低くしながら繰り返し行う．

④冷水を口に含ませて，レジンの粘度を高くし，変形させないように注意深く取り出す．

⑤光重合レジン面全体に空気遮断材を塗布し，光照射器により重合を行う．

⑥空気遮断材を流水で洗い流す．

⑦形態修正，リリーフすべき部位の調整，咬合調整を行い，研磨する．

文　献

1）　有川香織，髙橋一也，小正　裕：床延長と裏装が同時に行える動的リライン材「ペリフィット」―ダイナミック印象材が直接そのままリライン材へ―．日本歯科評論 77（5）：135-141，2017.

2）　日本補綴歯科学会：リラインとリベースのガイドライン．日補綴会誌 51（1）：153-181，2007.

104 第4章 事例と予防策

4. 歯肉退縮患者のスケーリングの後，知覚過敏が出現した

事 例：71歳，女性．歯がぐらついてきたので診て欲しいと来院．歯科受診は久しぶりという．前歯部に多量の歯石が付着していたため，超音波スケーラーにて歯石除去を行った．ところが歯の動揺ならびに知覚過敏症状が出現し，後日患者は余計状態がひどくなったと怒って再度来院された．

原 因

・事前に患者への，歯石の為害作用や除去時に起こり得る事象についての説明がなかった．
・初診時に患者とラポール形成前にすべての歯石除去を行ってしまったこと．

起きてしまったらどうするか

・動揺歯の固定を行う．
・知覚過敏に対する処置を行う．

未然に防ぐにはどうすればよかったか

・初診時には場合によっては積極的治療を避ける．
・歯石除去を行った際に起こりうる事象，知覚過敏の発症や歯の動揺について，事前に説明を行い，了承を得てから行う．
・適切な超音波スケーラの使用方法を守り，歯根面を不必要に傷付けない．

知 識

1）SRP開始時期

SRP開始時期と知覚過敏の発生に関係性は指摘されていないが，術前の歯肉の発赤・腫脹が強く，術後退縮が予想される場合にはブラッシングで少し表面上の炎症が軽減してからSRPを開始するほうがよいとの報告もある[1]．

2）正しい超音波スケーラーの使用方法

口腔外レストとすることで歯に過度の圧力を与えないようにする．歯根面の形態を十分に予測しながら最小限のパワーで行うことが重要．またチップの当て方にも注意をする[2]（図1）．

3）SRP後に発症する知覚過敏の原因

・SRP後も深いポケットが残っていて冷水痛がある場合：歯石の取り残しがあるケ

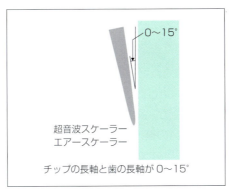

図1 スケーラーチップの歯面への当て方

ースが多いため再度 SRP を行い歯周ポケットの改善を図る．
・ポケットは改善しているが露出根面がしみる場合：フッ化物洗口剤やフッ化物入りジェルまたは知覚過敏抑制剤を利用する．

4) 知覚過敏抑制剤のタイプ
・閾値を上げる＝感覚を鈍麻する（鈍麻）．
・タンパク質を凝固させ，細管内組織液が動かないようにする（凝固）．
・象牙細管口を封鎖する（蓋）．

5) 痛みが重度になった場合

知覚過敏の痛みが10秒以上続く，または温水刺激で痛い，ひどい自発痛があったという症例は重症化もしくは歯髄炎が不可逆性になっている可能性がある．その場合は十分に診断したうえで抜髄も選択肢に入れる．

6) その他，高齢者に対してスケーリングを実施する際の注意点

高齢者は全身的疾患を伴うことが多く，歯周治療が引金となり，既往疾患の増悪を誘発することがある．患者の全身状態，投薬状況を十分に把握しておく必要がある．

・感染性心内膜炎や心臓弁膜症の患者 → 抗菌剤の術前投与
・抗凝固薬服用の患者 → 易出血に注意
・ペースメーカ使用 → エアスケーラーを使用する方が超音波スケーラーよりも患者に対し安全

文 献

1) 大西小百合，山岸貴美絵：山岸貴美恵のケースプレ＆ディスカッション ⑥ルートプレーニングのあと知覚過敏がでてしまった．デンタルハイジーン 22(6)：542-547, 2002.
2) 田島菜穂子：いま知りたい！超音波スケーラーの正しい使い方 超音波スケーラーの正しい使い方─術者が心得ておくべきこと─．デンタルハイジーン 25(11)：1099-1102, 2005.

5. 浸潤麻酔をうまく奏功させられず，患者が不穏となった

事　例：78歳，女性．重度歯周炎で動揺も大きいため上顎前歯を2本抜歯することとなった．浸潤麻酔後，抜歯を開始したが，予定していた2本目の抜歯の際に患者が疼痛を訴えた．浸潤麻酔を追加したが，疼痛はおさまらず気分が悪いと言い出した．そのため指導医を呼んだ．血圧等確認の後，浸潤麻酔奏功不足として傍骨膜への浸潤麻酔の追加を行った．麻酔の奏功を確認したのち，再度抜歯を行った．

原因
- 対象歯が重度歯周炎に罹患していたため，行ったと思っていた浸潤麻酔が歯周ポケットより漏洩していた．
- 術者の経験不足による浸潤麻酔の奏功不足．
- 処置開始前に浸潤麻酔が奏功しているかを確認しなかった．

起きてしまったらどうするか
- バイタルサインの確認を行い，歯科治療が続行可能か判断する．
- 浸潤麻酔を確実に奏功させる．

未然に防ぐにはどうすればよかったか
処置開始前に歯根膜にそっと探針を挿入し，浸潤麻酔が奏功しているか確認し，疼痛があれば再度浸潤麻酔が漏洩しないことを確認しながら追加麻酔を行う．

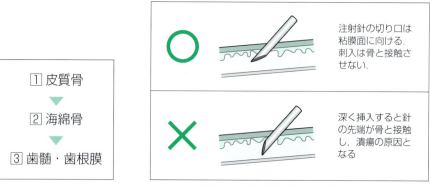

図1　麻酔の効果発現　　　図2　歯科用注射針のカット面の向き

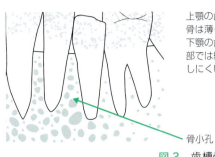

上顎の歯槽骨は，前歯部，臼歯部とも唇側頬側の皮質骨は薄く，骨表面は多孔性であり，麻酔は奏効しやすい．下顎の歯槽骨は，前歯部は上顎と同様に薄いが，臼歯部では緻密で厚く，骨小孔も少ないため麻酔薬は浸潤しにくい．

骨小孔

図3　歯槽骨の構造

> 知　識

浸潤麻酔とは薬剤が効果部位に浸潤することによってその効果を発揮する．

傍骨膜麻酔法…歯槽骨の外側骨膜直上に注入停滞し，骨膜，皮質骨，海綿骨へ浸潤し（図1）最終的に歯の根尖部に到達し奏功するためある程度の時間を必要とする．必要時間は歯肉の形態，注入量，注入部位，骨膜・皮質骨・海綿骨の状態によって左右される[1]．

1）ポイント

刺入時の疼痛を減らすためになるべく細い針を使用する．また注射針のカット面を骨膜側に向け，骨膜の損傷と注射針の先端のめくれ上がりを防ぐことが望ましい[2]（図2）．

2）刺入点と刺入方法

粘膜下組織に富み，麻酔薬が浸透しやすい歯肉頬移行部を刺入点とし浸潤麻酔を行い，次に歯頸部に麻酔薬を追加する．

骨小孔が多い歯間乳頭や歯槽骨縁では麻酔薬の浸透は速い（図3）．

特に舌側ならびに口蓋側に麻酔を行う場合には，頬側の歯間乳頭部から舌口蓋側方向に薬液をゆっくり浸潤させ，口蓋部の粘膜が白く貧血したところに，改めて浸潤麻酔を行うようにする．

（髙橋一也）

文　献

1) 深山治久：局所麻酔薬・局所麻酔法の再検討 2 安全な局所麻酔．日顎咬合会誌 咬み合わせの科学 37(1/2)：85-89，2017．
2) 砂田勝久：読むとよく効く歯科麻酔の勘所 Q&A．theQuintessence 36(7)：1482-1493，2017．

2 周囲組織の損傷

1．エアータービンにより舌の裂傷を起こしてしまった

事　例：67歳の男性．下顎右側第一大臼歯のインレー脱落がみられたため，再形成を施行した．形成時に舌の動きが激しく，舌の一部を巻き込んだが出血が少量であったため放置した．翌日，舌の異変に気付いて来院したところ，舌背から舌下面に貫通する裂傷を認めた．

原　因
・形成時の舌裂傷
・受傷時の観察不足による放置

起きてしまったらどうするか

　まず，治療を中断して損傷部位を確認する．本事例は穿通創であったため受傷時の出血は多くなかったが，舌は筋肉の塊であり，一般的に損傷により相当の出血がみられ，痛みから患者もその異変に気付くはずである．原因の如何に関わらず患者への状況説明は怠ってはならない．損傷が軽微であれば処置を要さないが，必要により縫合処置が必要である．本事例では翌日まで放置したことにより，創縁は食渣等により汚染されて感染の徴候を示している．エアータービンによる損傷は切創ではなく，挫滅創に類似しているため縫合する際にはデブリードマン（壊死組織除去術）と止血を確実に行い，感染予防のために抗菌薬の投与が必要である．

未然に防ぐためにはどうすればよかったか

舌の損傷を防ぐために
・エアータービンの三点保持を確実に行う．
・舌側の処置時は短時間で，間欠的に行う．
・バキュームやミラーで強く舌を圧排しない．
・患者の嚥下のタイミングを観察する．

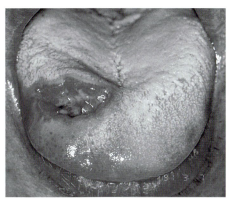
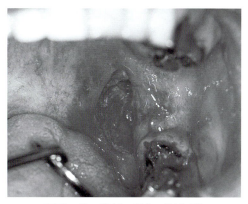

図1　舌の貫通創　　　　　　　　図2　軟口蓋部の損傷（別事例）

知　識

　高齢者は呼吸機能の低下から鼻呼吸がうまくできないため口呼吸となり，嚥下時に舌根部の動きが大きくなる．そのため，舌全体の動きが大きくなり舌側への器具の挿入による違和感も重なり，器具を排除しようとする舌の動きとなるため損傷の機会が増加する（図1, 2）．防止策としては口腔内に水を保持できないことを十分に理解して，一回あたりのエアータービン使用時間を短くする．

　また，舌側へのバキュームやミラーの挿入に抵抗するように，それらを排除する動きが強まり思わぬ動きをすることもある．舌側への器具の挿入には必要以上の力を加えないことが必要である．また，高齢者は抗血栓薬（抗血小板薬，抗凝固薬）を服用していることが多く，損傷を起こした場合は的確な止血処置を行ってから帰宅させることが必要であり，軽微であるからといって放置してはならない．エアータービンによる軟組織への損傷は挫滅創や裂傷が多く，創縁をデブリードマンすることにより縫合部分の違和感を軽減する．

　さらに，バキュームやミラーで強く舌を圧排することにより，患者は舌根部の違和感が強くなり嚥下時の舌の動きが大きくなるため，嚥下のタイミングを観察することも重要である．

110　第 4 章　事例と予防策

2. エアータービンにより皮下気腫を起こしてしまった

事　例：74 歳の男性．下顎左側智歯部の痛みを主訴に来院した．1 カ月前から部分床義歯の床下に痛みを感じていたが，1 週間前から排膿を認めたため来院した．エックス線写真にて水平埋伏智歯を認めたため抜歯を施行した．歯冠分割時にエアータービンを使用したところ，皮下気腫を発症したため歯科口腔外科と連携して入院加療を行った．

原　因

・下顎埋伏智歯抜去時のエアータービンの使用

起きてしまったらどうするか

　皮下気腫が発症した瞬間に患者は電撃様痛を感じて，なにか異変が起きたことに容易に気づく．そのため皮下気腫が発症した場合は，まず処置を中断して患者になにが起きたかを説明する．また，同時に空気が侵入した頭部，頸部および胸部の皮膚にプチプチとした捻髪音が生じるので，その範囲を確認する．可能であれば抜歯を継続して完了することが望ましいが，止血処置をして歯科口腔外科に治療を依頼する．CT 検査などにより皮下気腫の範囲を正確に把握して感染などの二次的障害を防止するためである．組織隙に侵入した空気は体内で吸収されるため，その間は感染予防のため抗菌薬の投与が必要である．

未然に防ぐためにはどうすればよかったか

皮下気腫を防ぐために

・エアータービンを使用しない．
・5 倍速コントラやストレート型エンジンを使用する．
・歯肉粘膜弁を十分に排除して切削器具を使用する．
・十分な開口量を維持して切削器具の運動性を高める．
・舌側の剥離を極力しないこと．

知　識

　皮下気腫は下顎水平埋伏智歯の抜去時に，エアータービンで歯の分割や骨削除を行う時に発症しやすい．抜歯時に歯肉粘膜の切開剥離の範囲が広く，圧縮空気が骨膜に沿って組織隙に侵入しやすいためである．発症時には電撃様痛と共にびまん性の腫脹と捻髪音がみられる．皮下気腫は頬部，眼窩周囲，側頭部，頸部から前胸部の広範囲

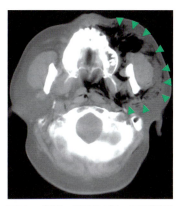 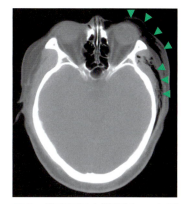

図1 頬部，眼窩下部，咽頭側壁への気腫　　図2 眼窩周囲と側頭部への気腫

に伸展する（図1，2）．また，舌側は顎下隙や側咽頭隙に連続し，組織隙が比較的粗であるため急激に広範囲におよび，咽頭痛，呼吸困難感や胸部痛を認めた場合は縦隔気腫を疑う．治療は安静と抗菌薬投与による感染予防で，1〜2週間で気腫は自然消退する．高齢者では体内に入った空気が吸収されるまでに長期間を要することがあり，その間は感染予防に十分注意する．また，糖尿病や肝腎疾患により感染を増悪させる誘因にも配慮する．さらに，認知機能の低下による病状や治療に対する理解が十分でない場合があり，注意深い経過観察が必要である．

皮下気腫はエアータービンによる発症が多いが，根管治療時にエアーシリンジによる送風や H_2O_2 と NaOCl による洗浄時の発泡により発症することもある．また，高齢者は歯周病などにより歯肉の上皮付着が不完全で，エアーシリンジによる歯肉縁下の確認時に発症した例もある．皮下気腫は高齢者に特筆することではないが，70歳を過ぎてからの下顎水平埋伏智歯の抜歯症例が増加しており，十分な配慮が必要である．

3. 抜歯後出血を起こしてしまった

事例：77歳の男性．抜歯後出血を主訴に来院した．6時間前，下顎左側小臼歯を2本抜去し縫合処置を行った．止血状態を確認して帰宅させたが，数時間後から出血を認めた．ガーゼによる圧迫止血を試みたが，舌の変色と腫脹がみられたため歯科口腔外科を受診した．受診時にはチェアーを半座位にすると，呼吸困難感がみられた．

原因
・抗血栓療法患者抜歯後の不十分な止血処置

起きてしまったらどうするか

まず，出血点を確認してガーゼによる圧迫止血を行う．拍動性の出血は再度局所麻酔を行い軟組織からであれば結紮縫合を行い，骨面からであれば挫滅または骨ロウなどで止血を行う．抗血栓療法患者は抗血小板薬か抗凝固薬のいずれか，または両方を服用している可能性がある．止血にはいずれの薬物を服用していても，抜歯窩へ酸化セルロースまたはゼラチンスポンゼルを填入して圧迫することが肝要である．

本事例の場合は来院時には，すでに口底，舌背および舌根部にびまん性出血を認めたため，舌根部付近の腫脹が強まり，体位により舌根沈下を起こして呼吸困難感を認めた．その場合は呼吸がしやすい姿勢を保持するが，本事例では経鼻エアウェイを挿入して気道を確保して，ベッド上で半座位で安静を維持した（図1，2）．

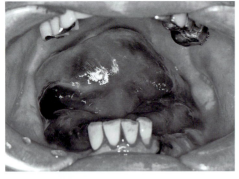

図1 初診時：舌のびまん性出血を認め，呼吸困難感を呈した

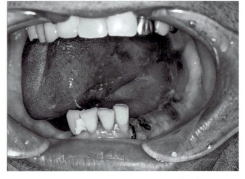

図2 抜歯7日後：舌の腫脹は軽減した

未然に防ぐためにはどうすればよかったか

抗血栓療法患者の抜歯後出血を防ぐために

- ・抗血小板薬，抗凝固薬のいずれを服用しているかを確認する．
- ・不良肉芽組織や根尖病巣は十分に除去する．
- ・酸化セルロース，ゼラチンスポンゼルを填入して十分な止血を行う．
- ・上記に加えて，縫合により創面の閉鎖を行う．
- ・止血シーネやレジンスプリントによる創面保護を行う．

知 識

　抜歯後出血は根尖病巣や炎症性肉芽組織の残存，軟組織の挫滅や損傷，歯槽骨の骨折，抜歯窩内の異物，粘膜骨膜弁の不十分な縫合および抜歯後の過度の含嗽や排唾などによる患者の管理不足によって起こる．

　既往歴から抗血栓薬の服用が疑われる場合はかかりつけ医師に対診を行い，現在の状態と薬物治療の実態を把握する．現在ではアスピリンやワルファリンカリウムを中止せずに抜歯などの外科的処置をすることが一般的であるが，詳細はガイドライン，2015年改訂版[1]を精読すること．また，抜歯後出血は患者にとっても不安であり，的確な抜歯処置と縫合，局所止血剤や止血シーネを適切に使用して後出血を防止することが必要である．

　一般的には抜歯後出血がみられた場合は，まずガーゼによる圧迫止血を行う．その際に酸化セルロースやゼラチンスポンゼルを併用して圧迫することが効果的である．拍動性の出血でなければ，圧迫で止血可能である．止血確認後，原因を確認，排除して，再度局所止血剤を填入して縫合することが望ましい．

　しばしば軽微な出血部への局所麻酔により止血効果が得られることがある．これは局所麻酔薬に含まれるエピネフリンによる抹消血管収縮作用によるが，原因が排除されないままでは再度出血する可能性があり，止血のために局所麻酔を行うことは避ける．

（髙井良招）

文　献

1)　日本有病者歯科医療学会，日本口腔外科学会，日本老年歯科医学会 編：科学的根拠に基づく抗血栓療法患者の抜歯に関するガイドライン2015年改訂版．学術社，東京，2015.

114　第4章　事例と予防策

③　誤飲・誤嚥

1．認知症患者が義歯を誤嚥してしまった

事　例：認知症の高齢者．家族が義歯を入れていないことに気付いたが，家族は義歯を紛失したと考えて何も対応はしなかった．
　ある日，咳が出て熱発した．病院を受診したところ，肺炎の疑いがあるとのことで胸部単純撮影を行うと，気管支の部分に部分床義歯が停滞していることが発覚した．即時入院となり，開胸し部分床義歯を取り除いた．

原　因

・歯科医師の患者家族への義歯取扱いについての説明の不足
・義歯の維持が悪い可能性

起きてしまったらどうするか

　誤飲・誤嚥からの経過時間が重要になる．クラスプが粘膜に刺さるというよりも，引っかかっていると粘膜に徐々に埋伏していく．粘膜に埋伏してしまったら，開胸・開腹で取り除くしかない．誤嚥で部分床義歯が縦隔に喰い込んだ事例では，取り除くのに大変な危険をともなう．経過時間が短い場合，近い位置であればマギル鉗子等で，深い位置であれば内視鏡で取り除くことができる場合がある．振動等を与えると気管支の奥に入る可能性が高まるので激しい体動は避けた方がよい．
　腹部の痛みと便中の出血が起きた場合は，穿孔，器具の残存，閉塞を起こしており，それらの場合や異物の埋伏が起きた場合は，外科的介入が必要とされる[1]．

未然に防ぐためにはどうすればよかったか

誤飲・誤嚥を防ぐために
・義歯の取り外しを家族が管理する．
・義歯を取り外した際，保管する場所を決めて徹底する．
・歯科医師は容易に外れないよう適切な義歯の維持を保つための調整等を怠らない．
・歯科医師は誤飲・誤嚥を起こしにくい義歯の設計をする（義歯の大きさ，維持装置）．

表 1 誤飲・誤嚥の対象物と発生時期

	医科領域	一般的な歯科領域	高齢者歯科領域
主な対象物	爪楊枝，ボタン電池，縫い針	インレー，クラウン等の修復・補綴物（固定式）	義歯（可撤式）
発生時期	在宅中	歯科診療中	在宅中

開胸手術に至らないように

・誤嚥したことに可及的早期に気づき，病院等で取り除く．

知　識

　誤飲で腸管に入った場合，自然排出されることもあるが，飲み込んだ物体の長さや直径に依存して自然排出が困難になるとされる．腸の彎曲部を通過できないからである．異物の大きさ5～6cm以上のものや尖ったものは胃内にあるうちに全身麻酔下で取り出す．24時間以内に内視鏡を用いて取り出すことが推奨されている[2]．経時的なエックス線撮影により2週間以上その場から動かない場合は，粘膜に取り込まれていることが強く疑われ早期の開腹手術が必要である．誤嚥の場合は，時間が経過してからの喀出などの自然排出はほぼ見込めず，人為的な取り出しが必要となる．内視鏡で取り出せなければ開胸手術となる．

　歯科大学病院における13年間の調査期間の間に起こった69例の誤飲・誤嚥事例の内，65歳以上の方が30例（43%）を占めていた．歯科大学病院で取り扱ったそれらの事例の中で義歯は一例もなかった[3]．家庭等の歯科処置時以外で義歯等を飲み込んだ場合，歯科に患者が搬送されるまたは来院することはほとんどなく，多くは医科の病院の対応となると考えられる（表1）．故に誤飲・誤嚥物を取り出す方法を熟知するよりも，誤飲・誤嚥を起こさないような補綴物の作製，補綴物の取扱いの説明や，誤飲誤嚥に遭遇した際の適切な対応を行えるように心がけておくことが歯科医師には求められる．

文　献

1) Kuo SC, Chen YL：Accidental swallowing of an endodontic file. Int End J 41：617-622, 2008.

2) Birk M, Deprez PH, Häfner M, Hartmann D, Hassan C, Hucl T, Lesur G, Aabakken L, Meining A：Removal of foreign bodies in the upper gastrointestinal tract in adult：European Society of Gastrointestinal Endoscopy（ESGE）Clinical Guideline. Endoscopy 48：489-496, 2016.

3) 安藤文人，小林清佳，小林さくら子，石垣佳希，大津光寛，北　大樹，三代冬彦，内川喜盛：歯科診療における異物の誤飲・誤嚥：13年間にわたる日本歯科大学附属病院インシデントレポートの調査．日歯医療管理誌 51(4)：186-193，2017.

116   第4章　事例と予防策

2.　クラウン撤去時にクラウンを誤飲してしまった

事　例：77歳男性．上顎左側第一大臼歯のFMC撤去のために，タービンに装着したカーバイドバーでFMCを切断していたところ，突如FMCが外れ口腔内に落下した．飲み込まないよう口頭で指示をしたが，FMCは喉の奥に入っていってしまった．特に咳き込むこともなかったので胃に入ったと判断して，そのまま帰宅させた．

原　因

・切断しているFMCが落下することを想定した対応をしなかった．
・FMCの落下の可能性を最小限にする撤去法をとらなかった．

起きてしまったらどうするか

　そのまま帰宅させても問題とはならないケースが多いが，高齢者は気道に誤嚥物が落下しても，咳き込む等の反応に乏しいことがある．異物飲み込みによる継発事態を防ぐためにも，医療倫理的にも，医科に対応を依頼すべきである．

未然に防ぐためにはどうすればよかったか

　FMCを落下させないためには，FMC切断直前まででタービン使用を止め，手用器具等で撤去を続ける．タービンでの撤去時には撤去している補綴物の手指での保持は難しいが，手用器具の場合は一般的に補綴物を保持しながら行うので撤去時の落下の可能性は減少する．

　落としたFMCを飲み込ませないためには，口腔と咽頭の間に誤飲・誤嚥防止のために設置する隔壁のような商品が有効となる．

知　識

　誤飲の1/3（全体の32%）は調整→試適時に起きているという報告があり[1]，除去・撤去時は1/5を占める（全体の20%）．補綴物は合着の操作中よりも，試適中に発生する．補綴物の合着は1回の操作だが，それに先立つ試適は複数回行うことが多いので操作回数が多い試適でより発生するという理屈だが，合着は支台歯や補綴物を乾燥させるので試適時と比べ手指も乾いていて補綴物の滑り落ちが発生しにくいことや，試適は繰り返し行ううちに注意が散漫になっていることも誤飲が多くなる理由として考えられる．

本事例のように異物飲み込みを放置した場合，消化管に入ればほぼ問題はない[2,3]が，誤飲・誤嚥による死亡率が0.25%であるという報告もある[4]．そして高齢者においては，気管に入っても必ずしも咳反射等がみられない事例もある．異物が気管支まで落下して動かなくなると咳嗽反射は止まり，対側の気管支や他の気管支を通じて換気可能となるため，呼吸は正常に戻るとされている[5]．また気管支異物は4週間以上経過で肉芽形成により除去時出血をきたすとされる[6]．気管に入った場合の自然喀出（咳などとともに異物が吐き出される）は0〜9.5%と報告されている[7,8]．自然喀出がない場合は早期に異物の場所を同定し，適した摘出手段（鉗子，気管支鏡，開胸手術による摘出）を実施する必要がある．消化管に入った場合も，医科に対応を依頼し，体外に排出されるまで，経時的にエックス線写真撮影により異物の移動をモニターする必要がある．

文　献

1) 安藤文人，小林清佳，小林さくら子，石垣佳希，大津光寛，北　大樹，三代冬彦，内川喜盛：歯科診療における異物の誤飲・誤嚥―13年間にわたる日本歯科大学附属病院インシデントレポートの調査―．日歯医療管理誌 51(4)：186-193，2017.

2) 中谷善幸：歯科治療中の異物誤嚥・誤引（誤飲）事故．大阪歯医師会誌 637：12-13，2003.

3) Susini G, Pommel L, Camps J：Accidental ingestion and aspiration of root canal instruments and other dental foreign bodies in a French population. Int End J 40：585-589, 2007.

4) Athanassiadi K, Gerazounis M, Metaxas E, Kalantzi N：Management of esophageal foreign bodies：a retrospective review of 400 cases. Eur J Cardiothorac Surg 21：653-656, 2002.

5) 新崎博文，塩浜康良，米山俊之：誤嚥（気道内異物）の症例．日歯先研会誌 10(3)：119-123，2004.

6) 野口いづみ，笹尾真美，高野宏二，関田俊介，雨宮義弘：歯科的気道異物の3症例．日歯麻誌 28(2)：237-242，2000.

7) 小倉義郎，安原皓三，遠藤洋一，菊井昭雄，山田　定，藤原邦也：気管気管支異物の自然喀出について．気食会報 19：126-130，1968.

8) 野々山勉，原田輝彦，大川親久，鵜飼幸太郎，板倉康夫：当教室過去16年間の気管・気管支異物の集計．日気食会報 48(2)：249-255，1997.

118　第4章　事例と予防策

3. 高齢者が根管治療時にファイルを飲んでしまった

事　例：69歳男性．上顎右側第二大臼歯の根管治療中，リーマー，ファイルを計3本根管に挿入したまま，デンタルエックス線写真撮影を行った．ユニットに戻ると，Kファイルが1本見当たらなくなっていた．エックス線写真検査の結果,気道に入っていることがわかり,地域の中核病院にファイルの取り出しを依頼した．内視鏡では取れない位置にファイルがあるとのことで，入院，開胸手術でファイルを取りだした．

原　因

・ラバーダムをせずに根管治療を行っていた．

　現代の医療水準を鑑みて，ラバーダムをせずに根管治療を施した結果，患者にファイルを飲み込ませることは，医療に過失があったと言わざるを得ない．それに起因する有害事象が起きた場合，法的責任を問われる可能性は高い．

起きてしまったらどうするか

　患者の体動を可及的に避け，医科にエックス線写真撮影などの対応を依頼する．その際，どのような形状のものを飲み込ませたのか医師に伝わりやすいよう，ファイルを持っていくとよい．

未然に防ぐためにはどうすればよかったか

・日頃からラバーダムを装着する習慣をつける．

知　識

1) 誤飲・誤嚥した異物の経過と対応

　ファイルが胃に入った場合は，4日，2週間で各々自然排出された症例が報告されている[1]．消化管に異物が入った場合に自然排出されるか否かが，異物の形状に左右されるかどうかのコンセンサスが得られているわけではない．しかしながら，長さ5〜6cmより短く，直径が2〜2.5cm以下のものは経過観察をし，それ以上の大きさの物や尖った物は24時間以内に内視鏡を用いて取り出すことが推奨されている[2]．異物が胃を1週間以上通過しない場合，小腸・大腸で2週間以上停滞した場合は自然排出が期待できないため開腹術の施行が勧められる．一方，小児領域ではあるが，エックス線写真撮影で異物の移動が認められる場合は1カ月は排泄を待っても問題ないとの報告もある[3]．腹部の痛みと便中の出血をみた場合は，穿孔・閉塞を起こしており外科

的介入が必要となる[4].

2) 誤った対処法

誤った対処法として気道の不完全閉塞時の異物の除去にハイムリック法を用いるものがある．ハイムリック法は気道の完全閉塞の解除に用いられる方法である．気道に異物があっても発話が十分にできる場合は不完全閉塞であるので，対処法としては力強く咳をすることが最も有効とされる．不完全閉塞や誤飲に対してのハイムリック法は無効であるばかりでなく[5]，異物が尖っている場合は食道や胃を傷つける可能性が指摘されている[6].また，ハイムリック法実施後，胃小弯の破裂を引き起こした事例も報告されている[7].

文 献

1) Govila CP：Accidental swallowing of an endodontic instrument. Oral Surg 48(3)：269-271, 1979.
2) Birk M, Deprez PH, Häfner M, Hartmann D, Hassan C, Hucl T, Lesur G, Aabakken L, Meining A：Removal of foreign bodies in the upper gastrointestinal tract in adult：European Society of Gastrointestinal Endoscopy (ESGE) Clinical Guideline. Endoscopy 48：489-496, 2016.
3) 中嶋健之：小児診療ガイドブックV．救急処置　誤飲．小児科診療 58(5)：946-947，1995.
4) Kuo SC, Chen YL：Accidental swallowing of an endodontic file. Int End J 41：617-622, 2008.
5) 漢那朝雄：気道異物への初期対応の実際．臨床研修プラクティス 2(2)：70-76，2005.
6) Jacobi R, Herbert T, Shillingburg Jr：A method to prevent swallowing or aspiration of cast restorations. J Prosthet Dent 46(6)：642-645, 1981.
7) 工藤　俊，山本　隆：保存的治療で軽快し得た，Heimlich 法と心肺蘇生後に生じた胃破裂の1例．日救急医会誌 16(9)：557-563，2005.

120 第4章 事例と予防策

4. 治療中に飲んだ土台が原因で手術になったと言われた

事　例：診療室に患者から電話があった．普段通院している患者である．最近，発熱と腹痛が続いていたが，医科で虫垂炎と診断され手術となった．虫垂内より歯科の補綴物とみられるものが核となった結石が見つかったとのこと．当該患者のカルテを調べると，10年前に前歯部のメタルコアを飲み込ませており，その際経過をみたが，特に症状は発現せず，メタルコアを再製し硬質レジン前装冠を装着していた．

起きてしまったらどうするか

　本事例については患者に謝罪をし，示談に向けた話し合いとなるであろう．先立って，医師賠償責任保険に加入していれば保険会社に報告し指示を仰ぐべきである．また，地区歯科医師会の医療安全担当に相談してみるのもよいだろう．保険会社に相談する前に，独断で患者への示談金の約束等をしてしまった場合（無断先行示談）は，保険金が下りない場合がある．患者の話をよく聞き，"患者が何を問題としているのか"，"その問題の論点は何か"を把握する．その場での回答は避け，場合によっては「保険会社と相談の上，お返事します」と伝える．患者の診療記録等（カルテ，エックス線写真，レセプトなどの請求書類の控えなど）を整えておく．医師賠償責任保険では原則的に，保険会社が示談の代行はできないため，保険会社の弁護士を紹介してもらうことも可能である．

未然に防ぐためにはどうしたらよかったか

　前の項で述べたが，日頃から誤飲・誤嚥防止を心掛けた診療をすることは必須である．異物飲み込みを起こした場合は，まず異物の場所を同定することが重要である．日頃から，異物飲み込みの対応を依頼できる医療機関を決めておくのがよいだろう．きちんと体外にメタルコアが排出されるのを確認すべきであった．

知　識

　飲み込んだ異物が気管にあれば，鉗子や内視鏡で除去できれば除去し，不可能であれば開胸手術が選択となる．消化管に入った場合は，食道等で停滞していれば鉗子や内視鏡で除去するが，胃に入った場合は，異物の形状や大きさによって対応が異なる．尖った物，たとえばクラスプのついた義歯は大きさにかかわらず，食道～胃の間にあるうちに内視鏡により摘出を試みる．

　大きさについては，報告により異なるが長さ10cm以上（別の報告[1]では5～6cm

以上）の異物は小腸を通過できる見込みが少ないので，また直径 2.5 cm 以上の異物は十二指腸を通過できる見込みが少ないので，内視鏡により取り除くべきとされる[2]．

　歯科診療中でこれだけの大きさの異物飲み込みが起こることは稀であろうから，通常はエックス線写真を経時的に撮影し，異物が体外に排出される経過を観察することとなる．異物が同一部位から 2 週間以上動かない場合は，異物の粘膜への埋没が考えられるので，一般的には開腹手術となる[3,4]．ただし，前出の大きさ以下で，引っかかる部分がない誤飲した異物はほぼ自然排出される．

　また，補綴物による胃出血の事例も報告されている．その報告で西村[5]らは誤飲した歯の補綴処置が銀合金でなされていたため，強酸である胃酸により腐食を受けた銀合金より電流が発生して胃粘膜に潰瘍性変化を生じ，出血が起こったものと推察している．本事例のように銀合金製のメタルコアの誤飲の場合については上記のような事態も起こりうる．

　今回のように体内に長期にわたって異物が残遺し，虫垂炎を引き起こす事例は非常に珍しいが，虫垂への異物埋入はありえないことではない．適切な初動をしていれば，このような事態は回避できたであろう．

文　献

1) Birk M, Deprez PH, Häfner M, Hartmann D, Hassan C, Hucl T, Lesur G, Aabakken L, Meining A：Removal of foreign bodies in the upper gastrointestinal tract in adult：European Society of Gastrointestinal Endoscopy（ESGE）Clinical Guideline. Endoscopy 48：489-496, 2016.
2) Zitzmann NU, Elasser S, Fried R, Marinello CP：Foreign body ingestion and aspiration. Oral Surg Oral Med Oral Pathol Oral Radiol Endod 88：657-660, 1999.
3) 松崎英雄，松崎和江：歯科臨床における偶発症とその対応 9　誤飲・誤嚥．歯界展望 97(3)：551-558，2001.
4) 中嶋健之：小児診療ガイドブック　Ⅴ．救急処置　誤飲．小児科診療 58(5)：946-947，1995.
5) 西村則彦，福島秀樹，大鶴　昇，浦出雅裕：誤飲した歯牙による胃出血の 1 例．Pharma Medica 22(10)：111-114，2004.

122   第 4 章　事例と予防策

5.　一本義歯の調整をしていたが飲み込ませてしまった

> **事　例**：70 歳男性．上顎右側第一大臼歯 1 歯の欠損の補綴に際して，支台歯となる第二小臼歯と第二大臼歯はおのおの OD，MO のインレー修復がなされたのみの生活歯であり，患者がブリッジにするか，インプラントにするか迷っていた．そこで一時的に義歯を入れることとし，一本義歯を作製，装着した．義歯調整のために何度かつけ外しをしている際，義歯を誤って咽頭部に落としてしまった．あわてて，飲み込まないように指示したが，飲み込んでしまった．

原　因

・抜歯する前に，補綴計画を決めなかった．
・他の保障方法を考慮しなかった．

起きてしまったらどうするか

　患者をなるべく体動させないようにし，医科に対応を依頼する．義歯の大きさにもよるが，食道に義歯が停滞している可能性もある．

未然に防ぐためにはどうすればよかったか

・一本義歯以外の補綴方法を選択する．たとえば，床を可及的に大きくした無鉤義歯．さらに家庭での誤飲・誤嚥を防ぐために食事・睡眠時以外に装着してもらうことも考慮する．
・誤飲・誤嚥発生の確率を下げるというエビデンスが確立しているわけではないが，立位に近い状態で調整のための義歯の着脱を行う．

知　識

　義歯誤飲・誤嚥は歯科医院以外での発生が多いが，本事例のように歯科医院での処置中での発生の事例も少なくはない．末廣らの報告 24 例中 12 例が義歯誤飲で，うち 2 例は歯科医院で治療中に発生したものであった[1]．
　誤飲した義歯は，食道で発見されることも多い[2]．そして本事例で示した部分床義歯ではないが，FMC が誤飲から 5 日間食道憩室に停滞していた事例もある[3]．食道での発見部位としては，生理的第一狭窄部である食道入口部が最も多く 7〜8 割を占め，次いで第二狭窄部，第三狭窄部の順といわれている[4]．
　異物の大きさとしては，小さなものは胃に落ちるが，20 mm 以上のものは食道異物

になりやすいとされる[5]．クラスプが粘膜に深く食い込んでいなければ，内視鏡での摘出が可能である．ただし，内視鏡で摘出する場合も，食道穿孔を生じ，皮下気腫，縦隔気腫，気胸等を併発する可能性もあり，入院が長引くこともある[6,7]．

また義歯を摘出した報告の25症例中，4例の死亡例も報告されている[6]．摘出のリスクについても把握しておくことが重要である．

（安藤文人）

文　献

1) 末廣剛敏，斎藤　学，高野稔明，黒坂升一，村田慎一，井上徹英：異物誤飲に対する治療方針の検討．臨牀と研究　87(11)：90-92，2010.

2) Birk M, Deprez PH, Häfner M, Hartmann D, Hassan C, Hucl T, Lesur G, Aabakken L, Meining A：Removal of foreign bodies in the upper gastrointestinal tract in adult：European Society of Gastrointestinal Endoscopy（ESGE）Clinical Guideline. Endoscopy 48：489-496, 2016.

3) 下山和弘，清水一夫，大渡凡人，松尾美穂：日常生活で起こる可撤性義歯の誤飲．老年歯学　27(2)：121-128，2012.

4) 内田啓一，黒岩博子，山下秀一郎，石塚正英，杉野紀幸，塩島　勝：食道憩室に停滞した異物の1例．松本歯学　32(3)：245-247，2006.

5) 田山二朗：外科基本手技アトラス　C.外来での処置・手技ほか　気道異物・食道内異物の除去．外科治療　101(3)：394-401，2009.

6) 真崎茂法，樫山基矢，吉田　信，高木拓実，石後岡正弘，河島秀昭：内視鏡的摘出の試みにより食道穿孔を生じた有鈎義歯誤飲の1例．日臨外会誌　68(7)：1680-1684，2007.

7) 水谷郷一，幕内博康，町村貴郎，島田英雄，菅野公司，千野　修，西　隆之，田仲　曜，杉原　隆，佐々木哲二，田島知郎，三富利夫：3カ所の穿孔と両側気胸を呈した有鈎義歯による食道穿孔の1例．日臨外医会誌　55(10)：2551-2556，1994.

124　第4章　事例と予防策

4　投　薬

1．鎮痛薬を重複処方してしまい，消化性潰瘍が発現した

事　例：変形性膝関節炎治療中の76歳，女性が，歯痛で来院した．診察の結果，抜歯の適応で，局所麻酔下に抜歯を施行したところ，翌日から抜歯窩がドライソケットになり，激しい後疼痛を訴えたため，消炎鎮痛薬ロキソプロフェンナトリウム水和物60mg錠を1回1錠1日3回服用で院内処方した．3日後の再来受診時には，痛みは続いており，ロキソプロフェンナトリウム水和物の服用を継続させた．なお，このときに胃部の不快感を訴えていたが，軽度であったため，空腹時の服用を避けるように指示した．翌日，患者は腹部の激しい疼痛と下血を認め，救急病院に搬送された．精査の結果，胃の出血性潰瘍であった．持参薬調査により整形外科より消炎鎮痛薬ザルトプロフェン錠80mg錠（1回1錠1日3回）が6カ月前から継続処方されており，消炎鎮痛薬の重複処方が確認された．

原　因
・消炎鎮痛薬の重複処方により過量投与となり，消炎鎮痛薬に起因する消化性潰瘍を発症した．
・初診時に，お薬手帳などによる他院処方薬の確認が不足していた．
・院内処方のため，調剤薬局の薬剤師による処方内容チェックが行われなかった．
・再来時に訴えていた胃部の不快感に対して，薬剤の変更，確認，内科医への対診などを怠った．

起きてしまったらどうするか
・高齢者は，容易に出血性の消化性潰瘍を発症することがあるため，消炎鎮痛薬の服用後に胃部不快感などの消化器症状を訴える際には，直ちに内科に対診すべきである．

未然に防ぐためにはどうすればよかったか
・高齢者が歯科疾患で激しい疼痛を訴えた際の，非ステロイド性消炎鎮痛薬（NSAIDs）の処方には，消化性潰瘍のリスクを念頭に厳重な注意を要する．

・高齢者は多剤服用傾向を有するため，お薬手帳の確認や医科主治医への情報提供依頼は必須である．

・調剤薬局での薬剤師によるチェック機能を有さない院内処方の際は，高齢者の重複処方は，重篤な副作用を引き起こすことがあるため，特に注意が必要である．

知　識

NSAIDs は，組織損傷により細胞から遊離されるアラキドン酸から生理活性物質プロスタグランジンを合成する際の律速酵素であるシクロオキシゲナーゼ（COX）を阻害して，抗炎症・鎮痛作用を発揮する．この COX の阻害により，本来は胃粘液の分泌を増加させ，胃粘膜上皮細胞を保護するプロスタサイクリン（PGI_2）やプロスタグランジン E_2（PGE_2）などのプロスタグランジンが減少することなどにより胃粘膜障害が発症すると考えられている．

NSAIDs 服用により，消化性潰瘍，上部消化管出血のリスクは明らかに増加するとされ，非内服者に比してそのリスクは 4.5 倍に達すると報告されている[1]．

文　献

1) 日本消化器学会編：消化性潰瘍診療ガイドライン 2015　改訂第 2 版．南江堂，東京，98，2015．

2. ワルファリン服薬中，抜歯を行い，後出血が発現した

事　例：ワルファリン服用中の69歳，男性が，歯の動揺で来院した．エックス線検査で歯根破折を認め，抜歯適応と診断した．主治医対診の結果，PT-INRが2.8であったため，止血可能と判断し抜歯を行った．抜歯後，局所止血は良好で，2針縫合して終了した．抗菌薬アモキシシリンと頓用で消炎鎮痛薬ロキソプロフェンナトリウム水和物を処方した．帰宅後，痛みが発現したため，消炎鎮痛薬ロキソプロフェンナトリウム水和物を服用したという．さらに，食事をして食後にアモキシシリンを服用した．その後，抜歯部位から，出血を認めるようになり，急患として再来院した．

原　因

・ワルファリンと消炎鎮痛薬ロキソプロフェンナトリウム水和物，抗菌薬アモキシシリンの薬物相互作用により，ワルファリンの薬理効果である抗凝固作用が増強したため，後出血をきたした可能性がある．
・食事により，創部に刺激が加わり，再出血に至った可能性も否定できない．

起きてしまったらどうするか

・薬物相互作用による後出血と断定する前に，他因子による再出血の確認が重要である．出血の性状，量などから判断し，再度局所止血を試みる．この際，抜歯窩は緊密に縫合し，必要に応じて局所止血材料の塡塞を検討する．そして，再止血が困難であれば，早期に口腔外科医への対診を行うべきである．

未然に防ぐためにはどうすればよかったか

・ワルファリン服用患者の抜歯に際しては，常に処方薬とワルファリンの薬物相互作用を念頭に置くべきであるが，抜歯に際して処方される薬物は，概ねワルファリンとの相互作用の可能性が否定できないため，完全にリスクを回避するのは困難である．患者に再出血に関するインフォームドコンセントと出血時の指示を行うことが重要である．
・止血完了後も，抜歯創に対する機械的刺激により再出血をきたすことがある．特に患者の認知機能の低下などが考えられる際には，舌や手指で創部を弄することがあるため，家族や介護者への注意喚起を要する．

知　識

　ワルファリン，ダビガトランなどの抗凝固療法やアスピリンなどによる抗血小板療法患者の抜歯に際しては，原疾患が増悪するリスクから，基本的には休薬しないことが，各種ガイドラインで推奨されている．有病者歯科医療学会，日本口腔外科学会，日本老年歯科医学会が策定した科学的根拠に基づく抗血栓療法患者の抜歯に関するガイドライン（2015）では，抜歯時も PT-INR の至適コントロール例では，ワルファリンの継続投与を推奨しており，INR 値が 3.0 以下であれば，ワルファリン継続下に抜歯可能であるとしている．また，抗血小板療法も抜歯時の継続投与を推奨しており，ワルファリン＋抗血小板薬を併用する患者においても，ワルファリン単独投与時の術後出血リスクと大きな差はみられないことから，両剤の継続投与を推奨している．さらに，近年発売された直接経口抗凝固薬（DOAC）に関しても，直接トロンビン阻害薬（ダビガトラン），第Ⅹa因子阻害薬（リバーロキサバン，アピキサバン）共に，これらを継続投与のまま抜歯を行っても，適切な局所止血を行えば重篤な出血性合併症を発症する危険性は少ないとしている[1]．

文　献

1) 有病者歯科医療学会，日本口腔外科学会，日本老年歯科医学会編：科学的根拠に基づく抗血栓療法患者の抜歯に関するガイドライン　2015 年改訂版．学術社，東京，2015．

128   第4章　事例と予防策

3．お薬手帳にBP製剤の処方歴がない患者の抜歯で顎骨壊死が発症

事　例：抜歯適応のある67歳の女性が来院した．骨粗鬆症にて整形外科通院中のため，お薬手帳を確認したところ，活性型ビタミンD₃製剤の処方はあったが，ビスフォスフォネート薬（BP製剤）の処方歴がなかったため，抜歯は問題ないと判断し，通法による抜歯を行った．後日，抜歯窩が上皮化せず，同部に骨露出を認めた．顎骨壊死を疑い，整形外科に対診したところ，2年前より半年間隔でデノスマブの皮下注射を受けていたことが判明した．

原　因

・骨粗鬆症患者に適応を有する抗RANKL抗体デノスマブが投与されていたため，骨露出（顎骨壊死）の誘因となった可能性がある．
・抜歯前の診査で患者申告がなく，お薬手帳の確認による処方薬の精査でもビスフォスフォネート薬の処方歴がなく，情報収集が十分でなかった．

起きてしまったらどうするか

・骨露出部が，感染所見や痛みを伴わない場合は，良好な口腔衛生状態を維持し，露出部の洗浄を行うなどの，口腔管理を要する．
・薬剤関連顎骨壊死（MRONJ）の診断を要するため，早期に口腔外科医に対診し，精査すべきである．
・骨露出部より明らかに排膿し，疼痛を認める場合は，病変が増悪し，皮膚瘻孔を形成する恐れがあるため，口腔外科医に治療を依頼する．

未然に防ぐためにはどうすればよかったか

・骨粗鬆症の適応を有するデノスマブは，6カ月毎の皮下注射による投与のため，高齢者は投与歴を把握せず，治療内容も理解していないことがある．抜歯前に整形外科に対診すべきであった．骨粗鬆症の治療に用いられる骨吸収抑制薬は，内服薬だけではないため，注意を要する．
・骨吸収抑制薬投与患者の抜歯では，通常抜歯に比して創部の完全閉鎖を行い，術後感染に対して，十分な抗菌薬の投与などを行う必要がある．

知　識

現在，本邦で発売されている骨吸収抑制薬は，BP製剤と抗RANKL抗体デノスマ

表 1　主な骨吸収抑制薬と投与経路

投与経路	一般名	商品名	主な適応
注射	イバンドロン酸 アレンドロン酸 ゾレドロン酸 デノスマブ	ボンビバ® ボナロン® リクラスト® プラリア®	骨粗鬆症
経口	アレンドロン酸	フォサマック® ボナロン®	骨粗鬆症
	リセドロン酸	アクトネル® ベネット®	
	ミノドロン酸	リカルボン® ボノテオ®	
	イバンドロン酸	ボンビバ®	
注射	パミドロン酸 アレンドロン酸 ゾレドロン酸 デノスマブ	アレディア® テイロック® ゾメタ® ランマーク®	悪性腫瘍

ブがある（**表 1**）．内服薬と注射薬があり，それぞれ投与間隔が違うので，注意が必要である．デノスマブでも，BP 製剤と同程度の頻度で顎骨壊死が発生することが報告されており，同様の対応が求められている[1,2]．

文　献

1)　米田俊之，萩野　浩，杉本利嗣ほか：骨吸収抑制薬関連顎骨壊死の病態と管理：顎骨壊死検討委員会ポジションペーパー 2016. https://www.jsoms.or.jp/medical/wp-content/uploads/2015/08/position_paper2016.pdf

2)　Ruggiero SL, Dodson TB, Fantasia J, et al.：American Association of Oral and Maxillofacial Surgeons Position Paper on Medication-related osteonecrosis of the jaw-2014 Update. J Oral Maxillofac Surg 72：1938-1956, 2014.

130 第4章　事例と予防策

4. 抗菌薬の服薬指示を守れなかった患者が重症化して再来院した

事　例：下顎歯肉の腫脹を主訴に78歳の男性が来院した．下顎大臼歯部の歯周炎の急性増悪と診断し，抗菌薬アモキシシリンを5日間処方し，1週間後の経過観察とした．3日後，発熱を伴い，下顎部の著しい腫脹と疼痛のため再来院した．服薬状況を確認したところ，当初痛みがないため，抗菌薬を服薬しなかったという．

原　因

・患者が，抗菌薬を指示通りに服薬しなかったため，感染が拡大した．
・高齢者は，抗菌薬内服の必要性を理解していなかった可能性がある．
・初診時には，炎症は歯肉に限局していたため，歯周炎の急性増悪と診断したが，高齢者は易感染性を有するため，予想を超えて感染が拡大した．

起きてしまったらどうするか

・高齢者は，免疫能や臓器予備力の低下や各種基礎疾患により，易感染性を有するため，軽度の歯性炎症が重篤な蜂窩織炎などに拡大しやすい傾向にある．さらに，全身的にも敗血症，全身性炎症反応症候群（SIRS）をきたし，播種性血管内凝固症候群（DIC）や多臓器不全に陥ることもあるので，血液検査や炎症の波及範囲などをCTなどで把握する必要がある．口腔外科医に可及的速やかに精査を依頼する．

未然に防ぐためにはどうすればよかったか

・高齢者は，服薬管理能力が低下していることが多く，抗菌薬服用の重要性をわかりやすく説明し，服薬アドヒアランスを徹底する必要があった．また，患者の認知機能や医療リテラシーの状況を把握して，家族への服薬説明を行うことにより抗菌薬服用を徹底できた可能性がある．
・高齢者の感染は，時に重篤化することがあるため，易感染性を常に念頭に置いて，入念な経過観察を怠らない．

知　識

　高齢者は，加齢による免疫機能の低下に加えて，さまざまな複合的な要因を有することがある（**表1**）．高齢者の合併例が多い代表的なものに，糖尿病や慢性腎不全などがある．また，免疫能を抑制する薬物投与にも留意する．高齢者では，リウマチ製剤に代表される生物学的製剤や副腎皮質ステロイド薬が投与されていることが多い．

表 1　免疫能を低下させる各種要因

1. **免疫能を低下させる疾患**
   - (1) 糖尿病
   - (2) 血液疾患
   - (3) ウイルス感染症　AIDS など
   - (4) 慢性腎不全　血液透析患者
   - (5) 肝硬変・重度肝障害患者
2. **免疫能を抑制させる薬物投与**
   - (1) 抗がん薬
   - (2) 副腎皮質ステロイド薬
   - (3) 免疫抑制薬
   - (4) 生物学的製剤
3. **その他**
   放射線療法

表 2　quick SOFA（qSOFA）スコア

1. 呼吸数：22 回 / 分以上
2. 精神状態の変容（GCS（Glasgow Coma Scale）＜15）
3. 収縮期血圧：100 mmHg 以下

のうち，2 つ以上陽性の場合に敗血症を疑う

(Singer M, et al.：The third international consensus definitions for sepsis and septic shock(Sepsis-3). JAMA 315：801-810, 2016.)

　感染により，原因微生物あるいはサイトカインなどの代謝産物が血中を循環し，重篤な全身症状をきたす病態を敗血症という．1991 年に米国集中治療医学会は，血液培養による細菌検出の有無に関わらず，感染などにより全身性の炎症症状をきたしたものを全身性炎症反応症候群（SIRS）とし，早期対応の重要性を提唱してきた[1]．2016 年には，敗血症によりもたらされる臓器障害を重視した SOFA（Sequential Organ Failure Assessment）スコアが導入され，呼吸，凝固，肝臓，循環，中枢神経，腎臓の機能がスコア化され，評価されている．臨床現場では，敗血症スクリーニングのための quick SOFA（qSOFA）スコア（**表 2**）が導入され[2]，血液検査なしでも敗血症リスクが簡易的に診断できるため，高齢者の重篤化する感染症状の指標としても有用である．　　　　　　　　　　　　　　　　　　（田中　彰）

文　献

1)　織田成人：敗血症治療の最近の進歩．日口腔科会誌 64(1)：12-17，2015.
2)　Singer M, et al.：The third international consensus definitions for sepsis and septic shock(Sepsis-3). JAMA 315：801-810, 2016.

132 第4章 事例と予防策

5 全身管理と急変

1. 患者が突然返事をしなくなった

事　例：75歳男性．3年前に脳梗塞に罹患し，1カ月間，入院加療を受けた．リハビリテーションを受けて最近1年は杖をついての歩行が可能となった．義歯の不適合のために十分に食事がとれない，会話が十分にできないとの主訴で歯科外来を受診した．歯科医師が義歯の様子を尋ねたところ，歯肉が痛み，咬み合わせが合わないとの返答があった．咬合紙を用いて咬合状態をチェックして義歯を調整し，シリコーン試験材で義歯床の強く当たっている部位を削合していた．すると，会話をしていたのに突然，返事をしなくなった．閉眼して体動がなく，肩を軽くたたいて名前を呼ぶが答えない．

起きてしまったらどうするか

　患者の意識レベルはJapan Coma Scale（p.68参照）では300，Glasgow Coma Scale（表1）では3点となる．脳神経外科領域ではこれらのJCSやGCSは重要な情報となるが，歯科臨床ではそれ以上の詳細な検討は不要と考えられ，肩をたたくなどして意識があるかないかを確認する．意識がない場合は，BLS（一次救命処置）のアルゴリズム（p.71参照）に従って，直ちに助けを呼び，119番への通報や院内救急体制に連絡する．CPR（心肺蘇生法）は救急隊に引き継ぐまで，または患者に呼吸や目的のある仕草が認められるまで続ける（図1）．

未然に防ぐためにはどうすればよかったか

　治療に先立ち，医療面接で他の疾患や脳梗塞の経過，現在の服薬内容などを詳細に得ていただろうか？ 当日の食事は，飲水は十分だったのだろうか？ 脱水は？ 血圧をはじめとするバイタルサインを，診療前に測定していれば，異常値を知りえた可能性がある．患者との意思疎通を絶やさずに，継続してバイタルサインをモニタしていれば，血圧低下や呼吸抑制，意識混濁などは前もって察知できたかもしれない．

　特に，以下に述べる疾患は，侵襲的な歯科処置が誘因となることが稀ではないので，特に注意が必要で，血圧計，心電計，パルスオキシメータによるモニタが推奨できる．

　歯科訪問診療では，まったく返事をしない患者を診療することは少ないと思われるが，それでも意識が混濁していたり，医療者から話しかけても返事をしなかったりす

表 1　Glasgow Coma Scale（GCS）　　（最高 15 点，最低 3 点）

E　開眼	V　最良言語反応
4：自発的に開眼する 3：呼びかけに開眼する 2：疼痛により開眼する 1：全く開眼しない	5：見当識あり 4：混乱した会話 3：混乱した言葉 2：理解不能の声 1：全く声を出さない

M　最良運動反応
　　命令に従う
　　5：痛みの刺激部に手足を運ぶ
　　4：痛み刺激で逃避する
　　3：痛み刺激で手足を異常屈曲する
　　2：痛み刺激で手足を伸展する
　　1：全く動かない

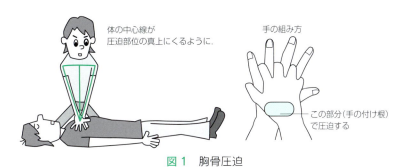

図 1　胸骨圧迫

る症例は少なくないと思われる．大きなモニタ機器を訪問診療に持ち込むのは難しいが，パルスオキシメータには脈波が観察できる小型なものがあり，十分とはいえないが不整脈を検知することもできる．

　歯科医療者が治療前の患者の意識状態を正確に評価するのは，時として困難なこともある．その場合には，治療を始める前に患者周囲の家族や介護者に状況を聞きだしてから処置に取りかかることもひとつの方法といえる．歯科処置には緊急なものは多くはないので，処置を延期したり，中断したりすることも念頭におくべきで，拙速な行動は慎むべきである．

知　識

　突然意識がなくなるのは，脳血管疾患や心臓が原因となる循環器疾患，神経性疾患が考えられる．歯科治療中では，具体的には，脳梗塞，脳出血，不整脈，血管迷走神経反射，てんかん発作，高血圧性脳症，アナフィラキシーショックなどがあげられる．

　脳血管疾患や不整脈の既往のある高齢者では，義歯の調整といった決して侵襲的な処置とはいえない治療でも，突然の意識喪失は起こることがある．適切な対応を迅速に開始しないと，場合によっては致命的な転帰を辿ることがある．

2. クラウンを見失った．患者が突然，喉を両手でつかんだ

事　例：70歳男性．下顎大臼歯にクラウンをセットするために試適を繰り返した．取り出して研磨を始めようと指でクラウンを掴んだが，滑ってクラウンを咽頭部に落とした．ピンセットで摘み出そうとしたが見失ってしまった．患者に声をかけて動かないようにと話しかけたが，突然起き上がって，両手を図1のように咽頭部にあてて呻きだした．

起きてしまったらどうするか

冷静に患者に向かって，「のどがつまって息ができませんか？」と質問する．うなづけば，「私が助けますから静かにじっとしていてください」と言いながら患者の背後に回り込む．後方より被救助者を抱き上げてハイムリック法（p.72参照）で両手の拳で腹部を突き上げるように横隔膜を後上方に強く圧迫し，胸腔内圧を上げて，クラウンを口腔外に吐出させる．窒息している者が大柄であれば，仰臥位にして足元から両手の拳で腹部を強い力で圧迫して，同じように胸腔内圧を瞬間的に上げてクラウンを取り除くようにする（図2）．数回試みてもクラウンが取り出せず，呻き声がなくなり，意識を喪失した場合には，胸骨圧迫心マッサージから心肺蘇生を開始する．

未然に防ぐためにはどうすればよかったか

クラウンを含む異物を口腔内から咽頭部に落とさないことが窒息を予防する基本であることは当然である．クラウンやブリッジを試適する際にデンタルフロスを付けて，万一落とした場合にはすぐに取り出せるようにしておく（図3）．補綴物にフックを付与しておいて，確実に把持できるようにしておく．ピンセットでは咽頭部に滑り落してしまうことがあるので，ペアン，コッヘル，鉗子など確実に把持できる器具を使う．

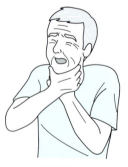
図1　窒息時のサイン

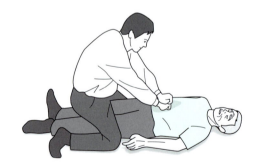
図2　ハイムリック法（仰臥位）

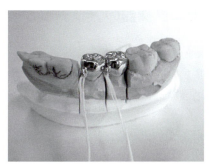

図3　補綴物の落下防止

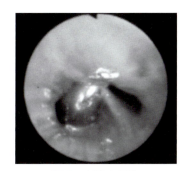

図4　気道内異物

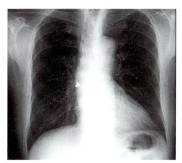

図5　右気管支異物

手指にラバーダムを巻きつけて取り出すこともある．インレーの試適の際にはラバーダム防湿を行うこともある．

知　識

　もし，クラウンなどを咽頭部に落とした際には，歯科医師は慌てず，「これから取り出すので，動かないで下さい」と説明してから上記のような確実に保持できる器具で取り出す．決して患者を起こして自分で吐き出させない．さらに，深部にまで迷入するからである．気道に誤嚥してこの症例のように窒息のサインを示すばかりでなく，誤飲してしまうこともある．一般に誤嚥を起こすと，激しい咳が認められるが，高齢者の場合には症状が出にくく，咳嗽反射が認められず誤飲と誤ることがある．可及的速やかにエックス線撮像を行い，異物が気道または食道，消化器官にあるかを確認する．気道にあって激しい咳がなく呼吸抑制を訴えない場合には静かに呼吸器科や救急科に搬送してファイバースコープで取り除くように依頼する（図4，5）．異物が消化管にある場合には，排出されるまで定期的にエックス線検査を行う．高齢者の場合には，消化管に残存する期間が1週間ほどに及ぶことがある．

136   第4章　事例と予防策

3．歯石の除去中，モニタ機器のアラームが鳴った

事　例：66歳女性．歯周病のために超音波スケーラーを用いて歯石除去を開始した．
10分後，装着していた血圧計，心電計，パルスオキシメータを測定しているモニタ機
器のアラームが鳴った．

起きてしまったらどうするか

　まず，アラームがどこから鳴っているかを調べる．血圧計からであれば，血圧が高
すぎるのか低すぎるのか，心電図からなら頻脈なのか徐脈なのか，あるいは不整脈な
のか，パルスオキシメータからであれば，その値（経皮的動脈血酸素飽和度）が低く
なったのかを判断する．同時に血圧計のマンシェット（カフ）が適切に巻いてあるか
を確認する．巻き方が不適切だったり，マンシェットが巻いてある上腕に，セーター
などの厚手の上着を着ていたりすると，血圧は不正確な値を示す．心電図の電極が外
れると心電図の波形は平坦になり心電計は心静止と判断してアラームを鳴らす．パル
スオキシメータのプローブが外れると値は測定できなくなるのでアラームが鳴る．こ
のような測定上の不具合がない場合には，表示で異常値を示すディスプレイが点滅す
ることが多い．

　血圧上昇が認められる場合には歯科診療を一時中断して治療前の値に戻るのを待
つ．直ちに静脈路を確保して降圧薬や鎮静薬を投与するのは適切ではない．心電図か
ら頻脈や徐脈を知らされた場合には，その原因を探る．血圧上昇や血管収縮薬の過剰
投与，痛みなどで頻脈になったり，不整脈や血管迷走神経反射で徐脈になったりする
ことを特に高齢者の場合にはよく経験する．既往歴に不整脈のある場合には治療の侵
襲により不整脈が顕在化するのは時に経験する．

　パルスオキシメータの値が下がった場合には呼吸が抑制された，あるいは窒息が認
められると考えるべきである．この症例のように超音波スケーラーを用いての歯石除
去では大量の水が口腔内に貯留するので，その可能性が高い．特に高齢者では処置の
妨げになると考えて，呼吸苦を訴えない場合もある．

未然に防ぐためにはどうすればよかったか

　血圧，心拍数（脈拍数），経皮的動脈血酸素飽和度を治療にとりかかるまえに測定
し，その値を記録しておく．複数回の診療をしている場合には前回の値が参考になる．
高血圧だったり，徐脈または頻脈だったり，不整脈があったり，経皮的動脈血酸素飽
和度が低かった記録があれば，参考にする．高齢者では高血圧や循環器疾患，呼吸器

疾患を合併していると，処置を開始する前から基準値から外れた値を示すことがある．モニタ機器のアラーム設定値は，一般の基準値に合わせてあるので，変更することもある．処置中にもそれらの値を大きく外れなければ治療は続行できる．

　これまで述べてきたように，モニタ機器を活用することはきわめて有効であるが，同時にいわゆる「五感」を駆使して患者の容体を観察することが勧められる．顔色が赤くなっていれば血圧が上がっている可能性があり，青い，あるいは赤黒くなっていれば血圧は下降傾向にある．唇が紫色に変色していればチアノーゼと判断して呼吸抑制が顕著に表れているといえる．それまで規則的だった呼吸が抑制されて，胸腹部の動きが不規則になったり停止したりしていることになる．橈骨動脈を触れて，脈が激しく打っていたり，反対に微弱になっていたりすれば，それぞれ血圧上昇あるいは低下，脈が不規則になっていれば不整脈の可能性が高い．これらの症状は，モニタ機器が示す値よりも早期に発現するので，それだけ速やかな処置ができる．また，歯科医師は治療に専念しているので，このような変化は歯科衛生士などのコデンタルスタッフが気づくことも多い．日頃から血圧，心拍数（脈拍数），および経皮的動脈血酸素飽和度の意味，基準値を学修すると同時に，比較的簡単にわかる視診・触診の知識・技術を身につけることが，高齢者を含めた患者の事故防止につながる．

知　識

　血圧は袖をまくった状態で測定するのが原則であるが，待合室や歯科診療室で袖をまくると，袖がマンシェットの上部に溜まってしまい，測定値が不正確になることがある．ワイシャツ程度の生地が薄い袖であれば，測定値に大きな影響のないことがわかっている．高齢者では寒さに敏感なので，室温に配慮するとともに袖をまくり上げないほうがよいかもしれない．

　心電図は四肢4カ所と胸部6カ所に電極を付けて検査する12誘導心電図が一般的であるが，歯科外来では検査が難しい．そこで，モニタ心電図を採用することが歯科診療では多いが，それでも，右前胸部，左前胸部，および左の側腹部に電極を設置しモニタするのは歯科外来では難しいかもしれない．その代わりに右手首，左手首，左足首に電極を貼付してモニタしても比較的正確な心電図をモニタできる．

　パルスオキシメータは指先のプローブでモニタするので，簡単に設置できるが，高齢者で振戦などの体動が著しかったり，測定部位の体温が低かったりすると正確な値を示さないことがある．　　　　　　　　　　　　　　　　　　　　　　　　（深山治久）

参考文献

1)　森戸光彦ほか編：老年歯科医学　第1版．医歯薬出版，東京，2015.
2)　福島和昭ほか編：歯科麻酔学　第7版．医歯薬出版，東京，2011.
3)　American Heart Association：BLS プロバイダーマニュアル　AHA ガイドライン 2015 準拠．シナジー，東京，2016.

138　第4章　事例と予防策

6　診療補助・介助

1. 車椅子での移動時, 患者の足が車椅子に巻き込まれそうになった

事　例：歯科治療終了後にスタッフの介助で患者は車椅子に移乗した. 家族の待つ待合室に移動中に, フットサポート（フットレスト）から患者の足が落ちてしまい, 足が車椅子に巻き込まれそうになった. 車椅子のレッグサポートは立ち上がる動作の妨げになるという理由で外されていた.

原　因

- ・被介助者の日常生活動作（ADL）の確認不足
- ・車椅子の基本的な使用方法に関する知識不足
- ・不十分な安全確認（介助者のうっかりミス）
- ・患者の思いがけない動き

起きてしまったらどうするか

　足先の損傷, 足首の骨折などの有無を確認し, 必要ならば直ちに適切な処置を講じ, 家族にも状況を十分に説明する. 医療機関を受診する際にはスタッフ（歯科医師等）が付き添う. スタッフからの患者の全身状態や事故発生時の状況などの説明は医療機関での適切な診断や治療に役立つ. また患者の不安を和らげることができる.

　発生状況および発生後の対応について正確な時間と客観的な事実を時系列で記録する. 家族に説明した時間や説明内容も記録する.

未然に防ぐためにはどうすればよかったか

足の巻き込み事故を防ぐために

- ・車椅子の使用方法に習熟し, 基本的な使用方法を守る.
- ・安全装置であるレッグサポートが取り付けられていることを確認する. レッグサポートは立ち上がり動作などの妨げになるという理由で外されていることがある.
- ・車椅子の点検を行い, 可能ならばフットサポートの位置を調整する.
- ・身体機能や認知機能などの低下による思いがけない行動に注意する.
- ・身体が安定しない場合には座布団, クッション, 安全ベルトで安定させる.

・走行前や走行中に足がフットサポートに正しく置かれていることを確認する.

知　識

　車椅子を使用中の足の巻き込み・挟み込み事故としては「**移乗後にフットサポートを下ろさないまま車椅子を動かして足を巻き込みそうになった**」「**車椅子の移動中に足がフットサポートの後方に滑り落ち車椅子と地面の間に挟まった**」「**足をフットサポート上に保持できず,左右のフットサポートの間に足首が挟まった**」などがあげられる.

　被介助者の状態（疾患,姿勢の安定性,体型など）,車椅子の状態（体との適合など）,介助者の状況,環境の要因が事故の要因としてあげられる. 介助者が知っておくべき車椅子の基本的な使用方法は以下のとおりである.

・被介助者の体に合った車椅子を使用する. 可能ならば,体に合うように車椅子を調整する.

・停止するとき,乗り降りするときには,ブレーキを必ずかける. ブレーキを解除するときには,車椅子から手を離さない. ブレーキのかけ忘れによる事故が多い.

・車椅子上で被介助者の身体を安定させる. 姿勢が不安定な場合に事故が起きやすい. 移動中にも被介助者の身体の安定,四肢の位置に注意を払う.

・腕はアームサポート（アームレスト）または膝の上に置いてもらうか,腕を組んでもらう. 腕や肘が車椅子の外側にはみ出さないようにする.

・移動中は足をフットサポートにきちんと乗せておいてもらう. 乗り降りのときにはフットサポートに足をのせず,足底を床や地面に付けてもらう. フットサポート上での立ち上がりによる転倒など,フットサポートが関係する事故も多い.

・動作の開始前に,介助者は「動きます」「右に曲がります」「止まります」などと声を必ずかける.

・動作はゆっくりと行う. 車椅子の急停車,急回転は車椅子からの転落の原因となる.

・周囲の人や家具などとの位置関係を的確に把握し,衝突を回避する. 死角になっているところには特に注意を払う.

・道路では歩行者や設置物などとの接触事故を起こさないように注意する. 段差の乗り越え,坂道での走行,エレベーターや電車の乗降などの方法に習熟する.

・車椅子使用前の点検や定期点検を行う. 車椅子の不具合が事故の原因となる. タイヤの空気圧,ブレーキの効き具合,アームサポート・フットサポートなどの装着品の固定・取付け具合,ネジの緩み,がたつきなどを点検する.

〈タイヤの空気圧の確認〉空気圧は徐々に低下するので,適正な空気圧であることを確認する. 空気圧が低いとブレーキの効きが悪くなり,駆動が重くなる.

〈ブレーキの効きの確認〉ブレーキ本体の不具合,タイヤの空気圧,ブレーキ取付けネジの緩みなどを確認する.

140　第4章　事例と予防策

2. 患者を車椅子から診療台に移乗させるとき,転倒させてしまった

事　例：家族の介助により車椅子で来院した脳血管疾患後遺症で右片麻痺と失語を有する高齢女性患者を,歯科衛生士が診療台に移乗させるために立ち上がらせようとしたところ,患者がバランスを崩して床に転倒してしまった.

原　因

・被介助者の身体能力に対する情報不足
・介助者の移乗に関する知識・技術の不足
・介助者による不適切な誘導

起きてしまったらどうするか

　落ち着いて状況を把握,確認する.有害事象発生の有無を確認する.異常を認知した場合には,直ちに必要な応急処置を講じたうえで,スタッフ(歯科医師等)が付き添い,医療機関に搬送する.

　頭部を打撲したときには頭蓋内出血の可能性があるので,意識レベル,呼吸状態,嘔吐・吐き気の有無をチェックする.打撲時に症状がなくとも,その後症状が現れることがあるので,48時間は家族や周囲の人々が注意深く観察する.家族や周囲の人々が頭部打撲の発生時の状況を把握しておくことも必要である.頭部打撲後には運動を避け安静にし,症状の変化に備えてひとりで過ごすことがないようにする.また頭部打撲直後は無症状でも1カ月から3カ月後に慢性硬膜下血腫の症状が現れることもある.四肢,体幹の不自然な変形,腫脹,疼痛,圧痛などがあるときには骨折,脱臼などを疑い,切傷裂傷があるときには圧迫止血を行うとともに骨折,脱臼などの可能性を考慮する.

　医療機関への受診または搬送に際してはスタッフ(歯科医師等)が必ず随伴し,医科担当医への説明を行い,スムーズな受診や加療につながるようサポートする.施設利用者では施設職員に,在宅の場合には家族などに状況を説明するとともに,発生状況やその後の状況の推移を時系列で詳細に記録する.

未然に防ぐためにはどうすればよかったか

　移乗のための環境を整備し,移乗介助に関する知識・技術を日頃から習得しておくことが前提となる.

移乗時の転倒を防ぐために

・初診時の医療面接や医療機関からの情報などにより,患者の全身状態,日常生活

動作（ADL）における身体能力および介助方法等を把握しておく.
・被介助者の麻痺のパターンと程度に合わせて，能力に応じた移乗方法を家族（介助者）と相談のうえ選択する.
・被介助者に移乗方法を説明することにより，不安をなくし能力を引き出す.
・日常行われている慣れた移乗方法を優先し，介助者の能力に合った移乗方法を選択する.
・慎重かつ丁寧な移乗介助を常に行う.

知　識

　介護現場で発生した事故は転倒・転落が多い．要介護高齢者では「更衣介助中の骨折」「体位変換時の骨折」などが報告されており，骨折しやすい状態にあることを認識する必要がある．移乗時の事故としては転倒以外にも「移乗時に被介助者の体を患側に回転させたため麻痺側の足が骨折した」「移乗時に麻痺側の腕が体の下に入ったまま着座したために腕を骨折した」などが報告されている．これらは診療室でも起こりうることである．慎重かつ丁寧な移乗介助が事故防止につながる.

　移乗の際の介助方法は患者の身体能力などを十分に考慮したうえで選択しなければならない．立位移乗の適応は，自分で立ち上がることができ，立位の保持および立位のままでの自力での方向転換が可能な場合に限る[1].「移乗先の高さは同じまたはやや低い程度とする」「移乗先にできるだけ近づく」「片麻痺がある場合には健側方向に移乗する」が基本である．座位移乗の適応は，何かにつかまれば座位を保つことができる場合であり，立位が自力で安定して保持できない，立位で自力では方向転換できない，静かに着座できない場合などに適応となる[1].リフトを使用した移乗の適応として，自力で座位が保てない場合や前傾姿勢が取れない場合，介助者が被介助者を持ち上げないと移乗できない場合，介助者との体格差が大きい場合などがあげられる[1].力任せの移乗は介助者にとっても腰痛などのリスクが高くなる．しかしながら実際の介護現場では理想的な方法の実施が難しいケースも多く，年々進歩している福祉用具の活用も安全で安楽な移乗の手助けとなるであろう.

　歯科診療の場において知識と技術の不足が思いがけない事故を招くことがある．移乗介助に必要な知識・技術を十分にもったスタッフを数多く育成すること，移乗を行いやすい環境を整えることも必要である.

文　献

1）三浦雅明ほか：肢体不自由患者の移乗―車椅子と移乗の基礎知識―．老年歯学 21：202-206, 2006.

142　第4章　事例と予防策

3.　パーキンソン病患者が診療室で歩行中に転倒してしまった

事　例：Hoehn-Yahr 重症度分類は3度，生活機能障害度は2度とされている70歳代のパーキンソン病患者が家族とともに来院した．歯科治療終了後に家族が待つ待合室に向かって患者が一人で歩き始めてしまい，転倒した．

原　因

- ・無動，姿勢反射障害，歩行障害（すくみ足，小刻み歩行，加速歩行など）
- ・治療薬の副作用
- ・起立性低血圧
- ・診療室の環境（狭い通路，キャビネットなどの障害物の存在など）

起きてしまったらどうするか

　転倒により，骨折，脱臼，切傷裂傷，頭部を強打した場合には頭蓋内出血などの可能性がある．有害事象発生の有無を確認し，有害事象が発生した場合には適切な応急処置を直ちに行い，スタッフ（歯科医師等）が付き添い，医療機関に搬送する．スタッフの同行により，患者の全身状態，転倒発生時の状況やその後の対応などの説明が可能となる．またスタッフの付き添いにより患者の不安が緩和される．家族にも随時，状況を説明するとともに，発生状況やその後の状況の推移を時系列で詳細に記録する．

未然に防ぐためにはどうすればよかったか

パーキンソン病患者の転倒を防ぐために

- ・初診時に医療面接と主治医などからの情報などにより，患者の心身の状態，服薬状況，生活状況などを把握しておく．
- ・患者に適した移動方法を用いる．
- ・抗パーキンソン病薬によって症状が軽減している時間帯に通院・診療を行う．
- ・移動や移乗の際にスタッフが介助や見守りを行う．患者のペースに合わせ，急かさない．具体的な動作を指示し，声掛けを行う．
- ・診療室での動線はできるだけ直線とし，通路を広くし，障害となる物を置かない．
- ・手すりの設置，患者がつかまると思われるキャビネット等の固定を行う．

知　識

　パーキンソン病の評価にはHoehn-Yahr 重症度分類や生活機能障害度などが使われ

6 診療補助・介助　　*143*

表 1　Hoehn-Yahr 重症度分類（修正版）[1]

0 度	パーキソニズムなし
1 度	一側性パーキソニズム
1.5 度	一側性パーキソニズムと体幹障害あり
2 度	両側性パーキソニズム，姿勢反射障害なし
2.5 度	軽度両側性パーキソニズム，後方突進があるが自分で立ち直れる．
3 度	軽～中等度パーキソニズム，姿勢反射障害あり，日常生活に介助不要
4 度	高度障害を示すが，歩行は介助なしにどうにか可能
5 度	介助なしにはベッドまたは車椅子生活

Hoehn-Yahr 重症度分類は 1967 年に 5 段階の評価法として発表されたが，1.5 度，2.5 度を加えた方法が発表されている．

表 2　生活機能障害度

1 度	日常生活，通院にはほとんど介助を要さない
2 度	日常生活，通院には部分的介助を要する
3 度	日常生活に全面的介助を要し独力では歩行起立不能

ている（**表 1，2**）．Hoehn-Yahr 重症度分類 3 度からは姿勢反射障害がみられ転倒のリスクが高まる．

　日常生活動作の工夫のポイントとして，①一連の動作を分解し，できるだけ単純な運動を意識する，②ひとつひとつの動作を確実に行う，③視覚的刺激や聴覚的刺激を使う，④リラックスできる環境を整える，などがあげられる[2]．すくみ足への対応として，①足踏みをしてから歩き始める，②進行方向に対して直角になるよう一定間隔でテープを床に貼りテープをまたぐように歩く（視覚的刺激），③「イチ，ニ，イチ，ニ」などの号令・声掛けや手拍子（聴覚的刺激），などが有効である．階段は段差が視覚的刺激となり昇り降りができるが，スロープ（路面の傾斜）は段差がないため，かえって足が止まり転倒の危険性が高くなる．

文　献

1) Goetz CG, Poewe W, Rascol O, et al.：Movement Disorder Society Task Force report on the Hoehn and Yahr staging scale：status and recommendations. Mov Disord 19：1020-1028, 2004.
2) 高畑進一，内藤泰男，細本愛子ほか：パーキンソン病の日常生活動作の工夫―パーキンソン病の方々と作業療法士からの提案―．大阪府作業療法士会学術部パーキンソンシンドローム研究会監修，大阪府作業療法士会，大阪市，2006.

144   第4章　事例と予防策

4. 水平位から座位に体位を変換したとき患者がめまいを訴えた

事　例：70歳代男性が「かぶせ物（クラウン）が外れた」と訴え来院した．患者は
パーキンソン病と診断され通院中であった．右側上顎第一大臼歯と第二大臼歯が残根状
態であり，保存は不可能と判断した．水平位で抜歯を行ったが，抜歯に難渋し時間がか
かった．抜歯後に縫合を行い，座位にするため背板を起こしたところ，患者がめまいを
訴え，顔面が蒼白になり苦しそうな表情になった．

原　因

起立性低血圧となり，めまいなどの症状が発現したと考えられる．
・長時間にわたる水平位
・水平位から座位への急激な体位変換
・全身状態・全身疾患の影響

起きてしまったらどうするか

　水平位から座位への体位変換で起立性低血圧が起きた場合には，ただちに水平位に
戻し，水平位で経過を観察する．多くの場合，水平位に戻すことにより患者は回復す
る．回復後は，背板を途中で止め時間をかけてゆっくり座位にする．座位から立ち上
がるときにも起立性低血圧になる可能性があるので，ゆっくり立ち上がってもらう．
患者がふらついた場合などに備えてスタッフがすぐに対応できる態勢を整えておく．
　発生状況とその後の状況の推移を時系列で記録する．

未然に防ぐためにはどうすればよかったか

起立性低血圧を防ぐために
・医療面接により，患者の全身状態や薬剤の服用状況などを把握する．医療機関に
　受診している場合には医療機関からの情報提供を受ける．
・歯科治療に際して血圧などのモニタリングを行い，循環動態を把握する．
・長時間にわたり同じ体位を続けない．
・急激な体位の変換を行わない．
・脱水・過食・飲酒等の誘因を回避し，適切な水分・塩分を摂取するよう患者を指
　導する．

6　診療補助・介助　　145

知　識

　起立性低血圧の診断基準は仰臥位または座位から立位への体位変換での血圧変化が3分以内に収縮期血圧が20 mmHg以上低下，または収縮期血圧の絶対値で90 mmHg未満に低下，あるいは拡張期血圧の10 mmHg以上の低下とされている[1]．めまい，ふらつき，失神などの脳虚血症状がみられるが，症状がない場合もある．

　起立性低血圧の原因としては，

　・長時間の同一姿勢からの急激な体位変換

　・消化管出血などによる循環血液量の減少

　・パーキンソン病などの中枢神経障害や糖尿病などによる末梢神経障害

　・反射性血管収縮を抑制する薬剤（α遮断薬など）の服用

などが考えられる[2]．

　急激な体位変換により静脈還流量が一時的に減少し，心拍出量が減少し，血圧が低下する．このとき圧受容器反射系が適切に賦活されれば血圧が適切に維持されるが，高齢者では動脈硬化の進展に伴う圧受容器反射の低下が起き，血圧の変化に対するコントロールが不安定になる．調節機能の低下，心機能の低下，循環血液量の減少傾向などから起立性低血圧が起きやすい．また，高齢者は座位を続けているだけでも低血圧になる可能性があるので，水平位と同様の配慮が座位においても必要である．

　このような症状は，原発性自律神経障害（多系統萎縮，自律神経障害を伴うパーキンソン病，レビー小体型認知症など）や続発性自律神経障害（糖尿病，アミロイドーシス，尿毒症など）が原因としてあげられている[1]．起立性低血圧はパーキンソン病でしばしばみられ，パーキンソン病自体で起こる自律神経症状として知られているが，L－ドパの服薬などでも起こりやすい．そのため，疾患や服用薬剤との関連が考えられる場合には，主治医との連携が必要となる．

　高齢者歯科治療で最も重要なのは失神の予防である[2]．起立性低血圧による失神については失神の診断・治療ガイドライン[1]を参照されたい．

文　献

1)　井上　博ほか：循環器病の診断と治療に関するガイドライン（2011年度合同研究班報告）失神の診断・治療ガイドライン（2012年改訂版）．

2)　大渡凡人：全身的偶発症とリスクマネジメント　高齢者歯科診療のストラテジー．医歯薬出版，東京，66-84，220-224，2012．

5. 診療補助中に歯科衛生士がアルツハイマー病患者に殴られた

事　例：歯科治療中にアルツハイマー病患者が体を急に動かしたため，診療補助を行っていた歯科衛生士が「危ない．治療中に体を動かさないで」と注意したところ，患者がいきなり歯科衛生士を殴った．

原　因

不安やストレスを感じている患者に生じた刺激に対する反応と考えられる．
- 被害妄想
- スタッフの対応や接し方の不備
- 現在の患者の能力と家族やスタッフが考える能力の乖離
- 不慣れな環境
- 不十分なアルツハイマー病（AD）の治療による認知症の行動・心理症状（BPSD：Behavioral and Psychological Symptoms of Dementia）の増悪

起きてしまったらどうするか

患者の暴力行為に対しては感情的な対応になりやすいものである．感情的にならず，落ち着いて対応することが必要である．相手を受け入れることが大切であり，しかりつけるようなことはしてはならない．興奮は長続きしないので，殴られた歯科衛生士はその場から離れて様子をみることも考える．患者および歯科衛生士に身体的な異常がみられた場合には適切な処置を行い，必要に応じて医療機関を受診する．発生状況およびその後の状況の推移について正確な時間と客観的な事実を時系列で記録する．

未然に防ぐためにはどうすればよかったか

その場の状況が理解できずに，何らかの刺激で興奮することがある．心地よい環境をつくり，不安やストレスを軽減することが基本である．
- 医療面接において，どのような条件下で易怒性などが表出するかを把握しておく．本人に原因がある場合と家族や周囲の人間に原因がある場合がある．
- 患者の心身の状況，置かれた環境などの情報から，個人に合った対応方法を選択する．
- なじみの人間関係のあるスタッフがいれば，そのスタッフが治療を行う．
- 体調がよいときに診療を行う．
- 自尊心を傷つけるような言動をとらない．

・治療を無理に行わず，患者が治療を受け入れるのを待つ．
・良好なコミュニケーションにより，「何をされるのだろうか」と思っている患者の不安を解消する．
・体に接触するときには必ず声をかけてから接触する．
・今ある痛みや不快感を軽減し，治療により痛みや不快感を与えないようにする．
・安全の確保のために最小限の抑制を行うことも考慮する[1].
・環境整備を行い，診療室で感じるストレスを軽減する．診療室で発生する音，周囲の話し声などの聴覚的刺激，診療室での視覚的刺激，不快な臭いなどの嗅覚的刺激などの軽減に配慮する．

知 識

ADではBPSDとして拒否，拒絶，暴力行為，介護抵抗などが約半数にみられるといわれている．ADでは，もの忘れに対する不安感や自責の念からくる抑うつ，それに対する不適切な対応に由来する易怒性は認知症発症以前の軽度認知障害の時期から認められる[2]．適切なコミュニケーションが取れていない，適切なケアが提供されていない事例では，身体接触を容認できず，易刺激性，焦燥，興奮が増強し，暴言，暴力，拒絶，介護への抵抗などに発展することが多い[2].

不安や混乱の高まり，ストレスの蓄積がBPSDの出現に関連する．認知症の人の怒りは，周囲からの不用意な対応や発言など，不適切な刺激に対する認知に起因する場合が多い[2]．日常生活で感じている不安や焦燥感，上手に対処できない自分に対する苛立ちなどの心理的背景を理解したうえで，患者をそのまま受け入れるという態度が重要である．スタッフが些細なことと思っている言動が暴力の原因になることがあるので注意が必要である．口腔内の痛みの存在や患者が嫌がる治療行為もBPSD出現の要因になりうるため，痛みを軽減し，診療を快適に受けられるように配慮する．

また，すべてのBPSDを薬物療法で解決することはできないので，必要に応じて，精神科医との連携協力が有用でもある．

（下山和弘）

文 献

1) 藤本篤士：痴呆性高齢者への口腔ケア．老年歯学 18：40-43, 2003.
2) 高橋　智：認知症のBPSD．日老医誌 48：195-204, 2011.

7　スキンテア（皮膚裂傷）

1. 歯科治療後の患者にスキンテア（皮膚裂傷）が起きた

> **事　例**：85歳，女性．車椅子で来院しユニット移乗，義歯調整などを行った治療後に，上肢を見たところ前腕に皮膚の裂傷ができ，出血していた．患者は痛みを訴えている．

原　因
- ・加齢による変化で皮膚が脆弱になっていた．
- ・皮膚の乾燥，栄養状態の低下
- ・機械的な外力（摩擦，ねじれ）によるもの
- ・身体の保護不足
- ・スキンテア（皮膚裂傷）に対する認識の不足
- ・患者の体表に直接触れる介助や徒手抑制
- ・ユニットチェアのアームレスト等への接触，シートとの擦れ

起きてしまったらどうするか
- ・創部の止血，皮膚洗浄，可能なら皮膚皮弁を愛護的に戻す，保護，疼痛緩和
- ・清潔を保ち皮膚科専門医等へ受診する．
- ・家族，施設等へ状況を説明する．
- ・虐待とみなされる可能性もあるため，スキンテアについてと必要な医療行為を行って起きてしまったことを説明する．

未然に防ぐためにはどうすればよかったか
- ・どのような条件下でスキンテアが起きるかをスタッフで情報共有する．
- ・患者皮膚の観察を行う．（治療前に菲薄化，しわ，乾燥，ヨレ，過去のスキンテアの瘢痕がないかを観察，瘢痕があればスキンテアが起きやすく，瘢痕部からも再発しやすい）
- ・随時スキンテアが起きていないか確認する．
- ・保護のため，アームカバー，長袖，長ズボンを患者に着用してもらう．

7　スキンテア（皮膚裂傷）　　*149*

　・患者皮膚の保湿

　・四肢などの皮膚表面を介助等でつかまない．

　・ユニットチェア，車椅子等の硬い部分が当たらないよう緩衝する．

　・患者の腕などを柔らかいタオル等で保護して徒手抑制を行う．

知　識

　スキンテアとは皮膚裂傷のことで，高齢者を対象とした介護や医療の現場で起こり
やすく，インシデントとしても頻出[1,2]するため注目されている．筆者も寝たきり入院
下の高齢患者の手術で駆血帯を使用してスキンテアを作ってしまった苦い経験があ
る．しかも，それは桃の皮をむくかのようにわずかな外力でも容易に起こってしまう．
歯科診療では介助や車椅子移乗，治療中の抑制の場面で注意を要するであろう．

　スキンテアの起こる要因は，加齢による皮膚の変化に摩擦やずれなどの力がかかる
ことだが，スキンテアの定義は「主として高齢者の四肢に発生する外傷性創傷であり，
摩擦単独あるいは摩擦・ずれによって表皮が真皮から分離（部分層創傷），または表皮
および真皮が下層構造から分離（全層創傷）して生じる」[1]となっている．スキンテア
の創部評価分類として「日本語版 STAR スキンテア分類システム」[3]が日本創傷・オ
ストミー・失禁管理学会 HP に掲載されていので参照していただきたい．

　高齢者にスキンテアが起きてしまうと，疼痛，創傷治癒遅延や瘢痕化，瘢痕からの
スキンテア再発などから，患者の活動性，QOL を低下させてしまう．よって，スキン
テアが発生しそうな条件を認識し，回避することを先行させる．

　また，発生時は創部の取り扱いが歯科では困難であるので専門医療機関を受診する
ことが必要となる．

　　　　　　　　　　　　　　　　　　　　　　　　　　　　　　　　　　（小林清佳）

文　献

1）　大西山大，前川厚子，堤　　寛：高齢者介護における皮膚裂傷（skin tear）の現状と実態．医
　　　学のあゆみ　257（11）：1174-1178，2016．
2）　紺家千津子：11 施設におけるスキンテアの実態調査．日本創傷・オストミー・失禁管理学会
　　　誌　19（1）：50-60，2015．
3）　日本創傷・オストミー・失禁管理学会：日本語版 STAR スキンテア分類システム．http://www.
　　　jwocm.org/medical/tear/（2018 年 8 月 11 日アクセス）

150   第4章　事例と予防策

8 説明と同意

1. 患者が治療方法を理解していなかった

> **事　例**：80歳男性．抜歯の同意書をもらい，ブリッジ支台の上顎右側犬歯抜歯をした．同部位に可撤式部分床義歯の作製を始めたところ，「この部分が入れ歯になるとは思わなかった．治療の内容を理解してなかった．理解していたら同意しなかった」と言われてしまった．

原　因

- ・説明時に，家族等を同席させなかった．
- ・説明をしてから同意書に署名をもらうまでに，時間をおかなかった．
- ・患者が何を気にしているのかの聞き取りが不足していた．

起きてしまったらどうするか

- ・カルテを見直して，この上顎右側犬歯を抜歯するに至った経緯を整理しておく．治療の流れ，検査結果，エックス線写真，説明したこと等．
- ・説明を家族等を交えて繰り返す．上顎右側犬歯の抜歯の必要性，もし抜歯しなかった時に生じる不利益，代替の治療法等を説明する．
- ・説明が機械的にならないように留意する．理解していないことを把握しなかったことについては『お気持ちを理解しておらずすみません』等，そのことについて謝罪することは構わない．

未然に防ぐためにはどうすればよかったか

- ・患者の許可が得られれば，患者の家族など患者と価値観をともにできる人に説明時同席してもらう．
- ・説明書と同意書を渡し，患者に理解していただくための時間を設ける．
- ・数回の説明を行う．
- ・初めて可撤式義歯になることは，多くの患者にとって気分のよくないことではある．可撤式義歯を装着するとはどういうことか丁寧に話す．また，可撤式義歯の

	表1 説明文書に必要な項目

1. 病名と病態の説明
2. 検査（治療）の目的・必要性・有効性
3. 検査（治療）の内容と性格および注意事項
4. 検査（治療）に伴う危険性とその発生率
5. 偶発症発生時の対応
6. 代替可能な検査（治療）
7. 検査（治療）を行わなかった場合に予想される経過
8. 患者の具体的な希望
9. 検査（治療）の同意を撤回する場合
10. 連絡先（緊急時，あるいは同意撤回時の連絡先）

（前田正一編：インフォームド・コンセント―その理論と書式実例. p.26-27, 医学書院, 2005. より作成）

どの部分が気になるのか，たとえばクラスプが見えることであれば，ノンクラスプデンチャー等で対応できる可能性がある．

・可撤式義歯のみならず，患者により気になることは異なるので画一的な医療面接は避け，必要に応じて聞き取ることを加える．

・代替の治療方法を説明することは必須である．この場合はインプラント義歯の適用が可能であれば，その説明等をしておくべきである．

知　識

インフォームド・コンセントにおいて医療者は適切な方法で説明を行い（表1），適切な方法で同意を得ることが求められている．インフォームド・コンセントを得ずに医療行為を行った場合は，その医療行為に過誤がなくても患者から損害賠償を求められることもある．

インフォームド・コンセントが成立するためには1．患者の同意能力，2．患者への十分な説明，3．患者の説明に対する理解，4．患者の自発的な同意，が必要である．本事例のように，医療者側が適切に説明をし，患者から同意をもらったと解釈していても，このような事態は起きうる．医療者側は患者が「説明を理解したから同意をする」のであると思いがちであるが，本事例のようにそうではないケースも存在する．患者の理解の確認をどこまでするかであるが，この行為は法的には求められていない．

しかし，医療者側としては説明を複数回行う，説明から同意までに時間を置くなど，できるだけ患者の理解が進むように努力することが重要である．

152 第4章 事例と予防策

2. 認知症の疑いのある患者への説明と同意

事　例：67歳男性．以前は予約時間に遅れることや，間違えることはなかったが，最近はしばしばある．前回，下顎の残存している左側犬歯を抜歯しインプラントによる補綴を行うことを提案した．今回，抜歯を行う予定で前回渡した抜歯についての同意書をいただこうとしたところ，同意書を忘れたと言う．さらに「歯を抜いたら，抜いたところはどうなるのか？」との質問をされた．

原　因

・認知症の疑いに気づけなかった．
・認知症による同意能力の一時的な欠如の疑い．

起きてしまったらどうするか

・抜歯は今回は中止し，本人承諾のもと，家族に本人の状況を確認する．
・医療面接で聞き取った内容を本人承諾のもと，家族に確かめる．
・本人承諾のもと，家族にも同席していただいたうえで，再度治療法の説明を行う．

未然に防ぐためにはどうすればよかったか

・健康保険外の診療を行う場合や，これから行う診療（たとえば抜歯）の後に健康保険外の診療を選択する可能性が高い場合は，「医院の規則として家族等の第三者へ説明を行うことが原則だ」と，あらかじめ患者に説明しておく．
・あくまで認知症の疑いなので，患者本人を認知症として扱っていると感じさせないようにする．

知　識

1）患者の同意能力

　前田は，「同意能力とは，なされた説明を理解でき（理解力），その上で医療を受けるか否かを自分の価値観に照らして理性的に判断できる能力（判断力）」であるとし[1]，また「同意能力の有無は個別の医療行為ごとに判断されなければならない」と述べている．すなわち，行う医療行為の違い（侵襲性等）によって異なる対応をしなければならないということである．本事例の場合，抜歯という比較的侵襲性が高く不可逆的な処置であり，抜歯ののちの治療について保険外診療を提案しており，比較的高額な診療費を要することが予期される．このことから，もしこの同意能力の欠如が認知症

による一時的なものであったとしても，代諾者に準ずる形で親族への説明は行っておいたほうがよいと考えられる．一方，この場合の同意能力の欠如は客観的に判断できるものではないため，代諾者の同意のみではなく，本人への説明と同意形成は行うべきである．

2）代諾者の選択

代諾者について，前田は「患者の価値観を最も反映できる者」であることが望ましいと述べており[2]，実際には家族や親族と考えられる．価値観を最も反映できれば他の者でも構わないのだろうが，のちに問題となるケースも想定されるので代諾者の選択は慎重を期すべきである．

3）説明時の留意点

前出のように，治療方法の説明，費用の説明には，本人の許可を可及的に得てから家族に同席してもらうのが望ましい．また，可能であれば医院側のスタッフを同席させたほうがよいと考えている．患者家族は，患者の口腔内の状況について把握しきれていない場合もあるので，患者の口腔模型等を用いて説明できれば，より理解が深まると思われる．説明用紙を用いることは患者家族の理解を深める．

4）同意書についての留意点

同意書には，説明時同席した患者家族，医員側スタッフの氏名を記入してもらったほうがよい．また緊急性が高くない治療については説明時に署名をもらうのではなく，考えていただく時間を設けたほうがよりよいと考えられる．

文　献

1）前田正一　編：インフォームド・コンセント―その理論と書式実例―．医学書院，東京，4，2005.
2）前田正一　編：インフォームド・コンセント―その理論と書式実例―．医学書院，東京，14，2005.

154 第 4 章 事例と予防策

3. 診療に関係ない人がついてくる

> **事　例**：67 歳女性．保存不可能な数本の抜歯を行い，保険外診療の総義歯を製作する予定である．治療方法，治療の流れ，費用等を説明することとなった．この患者は最近，年配の男性と来院するようになった．男性は当院で治療を受けるわけではないが，断りもなく女性と診療室に入ってくる．そして女性の治療について，歯科医師にいちいち注文をつけてくる．診療申込書の記載より，この男性は女性の家族・親族ではないようだ．今回，説明にあたり，男性が同席を希望してきた．

原　因

診療に関係ない方の診療室への入室を禁止していなかった．

起きてしまったらどうする

「今まで，男性の診療室への入室を見ぬふりをしてきたが，こちらが入室を許可した方のみしか入れない」ことを説明する．それでも納得しないようであれば，診療契約は患者本人と結ばれているものなので，当方が必要性を感じる場合や本人の同意能力がない場合以外に，ご家族を含め治療方法等について説明する義務はないことを話す．

未然に防ぐためにはどうすればよかったか

待合室等に「診療を受けるご本人以外の許可のない入室はお控えいただいています」等の掲示をしておく．

知　識

インフォームド・コンセントを行う際，たとえば高齢者の治療についてその家族に説明をする姿は日常的に見られる．しかしこの対応は，いわゆる個人情報保護法の基本的な考え方をおさえたうえで行っていただきたいと思う．個人情報を第三者に提供するには情報主体（患者本人）の許可が必要である．患者の家族も "第三者" として扱われ，本来であれば，患者本人の許可なく情報を提供，すなわち病状の説明をしてはいけないはずである．しかし，これが患者の許可なく行えている現状には理由がある．多くの医院では，個人情報保護法の施行にともない，"個人情報の取り扱い指針" を医院内に掲示していると思われる．そこには個人情報の利用目的として "家族への病状説明" が入っているはずである[1]．この掲示を行っていることにより，患者は来院したことによってこの利用目的を暗黙で承諾したこととなっている．しかしながら，

前出の高齢者の病状や治療についての説明を家族に対し行う場合も，患者本人の拒否があった場合は原則として家族に対する説明は行えない．例外として，説明しないことにより患者に大きな不利益があると医療者が判断した場合には行えるとされているが，明文化されているわけではない．

　本事例においては，患者本人にきちんとした同意能力があると考えられることから，同伴者の男性に説明する義務は医療機関側にはないと考えられる．

　本書では深く触れることはできないが，診療情報を含む個人情報の第三者提供については概要を知っておくべきである．平成 29 年 5 月 30 日よりいわゆる改正個人情報保護法が全面施行され，要配慮個人情報（病歴等を含む）が定められたり，オプトアウト方式の適用が変化している．わかりやすい資料[2,3] が配布されているので，確認しておく必要がある．

（安藤文人）

文　献

1) 厚生労働省個人情報保護委員会：医療・介護関係事業者における個人情報の適切な取扱いのためのガイダンス．66，平成 29 年 4 月 14 日通知．http://www.mhlw.go.jp/file/06-Seisakujouhou-12600000-Seisakutoukatsukan/0000194232.pdf（2017 年 12 月 12 日アクセス）
2) 経済産業省パンフレット：http://www.meti.go.jp/policy/it_policy/privacy/downloadfiles/01kaiseikojinjohopamphlet.pdf（2017 年 6 月 20 日アクセス）
3) 個人情報保護委員会事務局　厚生労働省：「医療・介護関係事業者における個人情報の適切な取扱いのためのガイダンス」に関する Q&A（事例集）．http://www.mhlw.go.jp/file/06-Seisakujouhou-12600000-Seisakutoukatsukan/0000166287.pdf（2018 年 6 月 20 日アクセス）

9　抑　制

1．局所麻酔時，認知症患者の身体を固定しようとして殴られた

> **事　例**：76歳の女性．歯ぐきの腫れを主訴に来院した（夏にもかかわらず，ダウンコートを着用し手袋をしていた）．診査，診断の結果，抜歯が必要であるため，治療方法，抜歯の同意を得て，後日抜歯を行うこととした．治療当日，局所麻酔を行おうとした際，上肢の体動が出現したためアシスタントが患者の両手を手で固定した．その際，頭部，上下肢を大きく動かし抵抗し，アシスタントが顔を殴られた．当日，家族に確認したところ，数カ月前に認知症の診断を受けていたという．

原　因

- ・歯科医師の医療面接内容の不足
- ・当日の処置方法の説明不足
- ・患者の環境変化への順応不足
- ・患者の緊張（初対面の医療関係者とのラポール形成不足など）

起きてしまったらどうするか

　患者に怪我（手足，頭頸部など）がないか確認しながら，気分を落ち着かせる．同時にアシスタントの怪我の有無も確認する．患者に改めて診療内容について説明し，治療の継続・中止の意思を確認する．同時に家族，または介護者などに連絡を取り，治療の経過を説明し，診療の継続・中止についての意思を確認し，可能であれば迎えを依頼する．

　今後の治療においても，環境の変化に順応できないことや，精神的に不安定な状況が起きうる．診療所の環境に慣れてもらうため，家族に帯同してもらい通院を行ったり，ブラッシング指導などでアシスタントとの信頼関係を構築したりする必要があると思われる．

未然に防ぐためにはどうすればよかったか

- ・医療面接内容の検討
- ・診療環境への順応形成
- ・医療スタッフとのラポールの形成

・かかりつけ医に対する対診
・介護支援専門員への診療情報提供の依頼
・家族，介護者に普段の様子を確認する．
・家族，介護者の帯同を依頼する．
・当日の治療内容，方法について再度説明を行う．
・処置時の声かけなどにより安心感を与える．
・医療者の認知症病態の理解

知　識

　認知症患者は，環境の変化や予期せぬストレス（痛み，におい，音などの刺激）により，体を激しく動かしたり，大声を出したり，唾を吐きだしたりすることがある．個人により症状はさまざまであるが，ふだんと違う状況変化に対応できないため，このような症状が出現してしまう．認知症の症状には，中核症状（必ずみられる症状）と周辺症状（身体の具合や環境により影響される症＝BPSD：Behavioral and Psychological Symptoms of Dementia）がある．これらの問題により，認知症の進行に伴い，口腔衛生の自己管理が困難となったり，介入に対して拒否が出現したり，抵抗により開口すらできなくなる．

　このため，可能な限り認知症症状が軽度な段階で歯科治療や観血的処置を進めることが重要となる．この段階のうちに，口腔環境の整備を行う重要性を理解してもらうよう，家族や介護者を含めて十分な説明を行い，同意を得る必要がある．軽度認知症の場合には，認知症症状進行による今後の変化について説明し，現段階で安全な方法について説明する．中等度以上の認知症患者においては，徘徊，多動，攻撃的言動などのBPSDもより強くなるため，治療の限界について説明し，緊急処置が必要な場合には，精神鎮静法や全身麻酔法が可能な病院の受診が必要な旨を説明する必要がある．認知症患者に対する歯科治療を行う際には，体動を伴うこともあり，前述（p.84）したように，高齢者に対する行動変容法（不安軽減法，行動形成法）が可能かを確認し，選択する．歯科処置にあたっては，「よくできましたね」，「頑張りましたね」などの声かけを行うことで，処置への自信や，安心感を与えることができる場合が多い．認知症の症状に応じた適時・適切な医療の提供がなされるように，認知症の特徴を理解し時間に余裕をもち対応しなければならない．　　　　　　　　　　（須田牧夫）

参考文献

1)　日本老年歯科医学会：認知症患者の歯科的対応および歯科治療のあり方：学会の立場表明 2015.6. 22版. http://www.gerodontology.jp/publishing/file/guideline/guideline_20150527.pdf（2018年1月20日アクセス）

158　第4章　事例と予防策

10　接　遇

1．耳の遠い患者との意思疎通に苦慮した

事　例：患者は難聴で歯科治療の説明やスタッフの会話が聞き取りづらく，大声で説明をしなければならず，診療内容が他の患者へ聞こえてしまう．また，本人は聞こえていないかもしれないが，何回も聞きなおすので迷惑になると思ってか，相槌を適当にしているようにみえる．

原　因

・患者が補聴器を使用していない．
・マスクをしたままの会話
・可聴音域で話していない．

起きてしまったらどうするか

・患者が聞こえていないことを疑い，条件を変更して説明する．
・大きな声で話すより聞き取りやすいように話す．

未然にふせぐためにはどうすればよかったか

・環境音を調整する．静かな場所で会話をする．
・可聴音域で会話をする．
・マスク越しに話をしない．聞き取りづらいよりも口元が見えないため．
・相対し，しっかりと患者の視界に入るようにして会話をする．
・患者に難聴のあることをスタッフで情報共有し，受付での呼び出しの際なども留意する．
・音声拡張器，集音器を使用する．
・筆談（医療者側）等の視覚的ツールを併用する．ただし，視覚も低下していることがある．
・患者にとって会話を聞き取り慣れている近親者に代理で説明してもらう．
・要所で説明内容の理解の確認を行う．

10 接遇 *159*

知　識

　加齢性の難聴は生理的な機能低下により両側に同じように起こる．聴力低下は高音域から始まり徐々に中音域，低音域へ障害が及ぶ[1]．よって，特に女性スタッフの高音域での会話は可聴音域から外れていると聞き取りにくく，低音域などに変えてみると聞き取りやすいことがある．また，「さしすせそ」「たちつてと」は高音の成分を含むため聞き間違いが多くなる．周囲の環境音は聞き取りの妨げとなるため，診療室内の雑音のある場所でなく，静かな環境で会話をするように心がける．

　加齢による聴覚障害は感音障害が多く，補聴器装着（聴覚補償）が主な対応となるが，適切に調整，装着されていないなどの原因で使用をやめている場合がある．歯科医院に耳充て式の簡易的な音性拡張器や聴器，集音器を設置しておくと，聞き取りの補助となるかもしれない．

　不適切な音量の聴覚補償や大きすぎる声で話すことは，不快な音となり聞こえるだけで，言葉の明瞭度を下げてしまうため，音は聞こえるが何を話されているかが聞き取れなくなる．そのため，適切な音量でゆっくり明瞭に話すことを心がける（TKS子音は特に聞き取りにくい）．

　聴覚障害のある高齢者とのコミュニケーションは視覚的要素も重要となるため，マスクを外し，口元の動きや表情を見せながら会話を行う．

　患者にとって声を聞き取り慣れた近親者を通して会話をする場合は，聞こえないからといって本人を置き去りにして会話をするようなことがないように注意すること．当事者であることが意識されないことは，聞こえないことに加えて孤立感を生むことや自尊心を損なうことがある．また，高齢者の難聴と認知機能の低下についても関連があるとされ[2]，説明等での内容理解では，聞き取りづらさによる要素と，理解度も併せて確認していく必要がある．

　聞こえているようで正確に聞き取っていない場合，患者は音の雰囲気で判断して返事をしてしまう．患者の名前の聞き間違いによる患者誤認の事例もあるため，本人から名乗っていただく，生年月日等で複数の確認を行う対策も必要である．

文　献

1) 大前由紀雄：高齢者の声を聴く4 五感の衰えとQOL─聞こえにくさを中心に．月刊総合ケア 15(8)：76-79，2015.
2) 杉浦彩子，内田育恵：高齢者難聴への対応．日耳鼻(120)：707-713，2017.

2. 患者が予約を取り違えて来院した

事　例：患者が予約と全く違う日にちや時間に来院してしまい，診療時間が取れずに困っている．また，最近は患者が未来院になることもあり，心配している．

原　因
- 予約票（カード等）の日時の文字が見づらい．
- 予約日や時間の聞き取り間違い
- 予約日の忘却
- 日付，曜日感覚の欠如
- 加齢による記憶力の衰え
- 他の医療機関の通院と重なっている．
- 認知症状が始まっている．

起きてしまったらどうするか

　まず，どうして予約日時の齟齬が起きたのか，患者側の予約間違いか医院側の予約の取り違いであるかを確認し，どこに原因があったのかを調べる（予約の記入の間違い，予約の記入の見間違い，記憶違い，忘却等）．患者の勘違いであれば，どうしてそのような認識になったのかを聞き取る．患者自身の記憶間違いや忘却であった場合は，加齢性であることは本人の自信喪失につながることもあるため，適切に対応する．また，記憶障害の現れは疾患による認知障害の可能性もあり，注意をする必要がある（加齢性の記憶障害と認知症等の疾患による記憶障害は異なる）．医院側の予約の取り間違いであれば，謝罪し，対応する．できるだけ代替の治療時間等を設ける．

未然に防ぐためにはどうすればよかったか

予約の取り間違い防止のための基本的な事項
- 患者の予約を取る際は，予約カード等に記入して，患者と医療者で一緒に目視確認して日時や曜日を読み上げる．
- 予約カード等の日時と医療機関の予約管理表に相違がないか確認する．
- 予約は可能な限り，患者との対面で行う．電話での予約は聞き取り間違いをする可能性がある．また，患者が行った予約日時記載が間違うことがある．
- 筆者の医院でも予約間違いの多くが，日時の聞き間違い，見間違い，記入の間違い，未記入など単純なミスから起こっている．

例として特に午後1時（13時）や午後2時（14時）の予約では間違いやすく，聞き間違いや記入ミスで，10時，11時，12時，15時（午後3時），16時（午後4時）など，さまざまなパターンで患者が予約時間を間違えて来院する．

高齢患者への対応

・来院日近くや当日に患者へ連絡して来院を促す．
・予約の記入を一覧表でなく，予約単回ごとに大きく記載したものを使用する．
・複数の医療機関を受診している高齢者も多いため，重ならないように配慮する．
・視覚障害，聴覚障害に合わせて予約の確認方法を考慮する．
・視覚的な補助としてカレンダーに印等で記載する．
　（記憶を想起させるきっかけともなる．）
・記憶障害のある場合は，家族等にも予約日を知らせる．

知　識

　高齢者の予約取り違いは，聴力低下による予約日の聞き間違い，視覚障害による日付の見間違い，思い込みによる記憶違い，記憶力低下による忘却などが考えられる．高齢患者でなくとも予約の取り間違いは日常的におこるインシデントであるため，まずは基本的な予約時の手順や確認を行う．さらに予約日時がわかりやすいよう高齢者に適した，視覚や聴覚を補助するなどの工夫を行う．

　健常高齢者でも，加齢に伴い記憶機能は低下する．時間的側面で分類した記憶（即時，近時，遠隔）のうち，近時記憶は障害されやすく，遠隔記憶は障害されにくい．近時記憶は，記銘後ある程度時間が経過し，意識からその情報が消えたのち，時間をおいて再度想起する能力である．近時記憶の障害も出来事の一部を忘れるにとどまり，自発的に再生できなくても"手掛かり再生"や"再認"は保たれるとされる[1]．したがって，来院日を忘れていたような場合には，患者に再想起してもらえるような対策が必要なのではないか．

文　献
1)　杉山博通，数井裕光，武田雅俊：老年期の記憶障害．老年精医誌 20(11)：1250-1255，2009.

162　第4章　事例と予防策

3. 認知症患者の行動に対応困難であった

事　例： 認知症のある患者が来院し，大声を上げたり，日によって暴言や暴力が出て
スタッフが危険な目に遭いそうになった．また，別の男性の認知症患者では女性スタッ
フへ好意のある言動を繰り返して，スタッフが対応に困ってしまった．

原　因

・患者の認知症による行為にうまく合わせることができない．
・認知症の症状がコントロールされない．
・身体要因，周囲環境，心理的要因，周囲の対応等が患者にとって不都合である．

起きてしまったらどうするか

・誘因となっている行動や心理状況を与えていれば除外する．
・不適切な対応に対して反応し易怒することがあるので，対応を改善する．
・静かな場所で患者を落ち着かせて安心させる．
・抑止や禁止をせず，患者に心理的に寄り添う対応をする．
・性的な逸脱に対しては，話題を変える，気をそらすなどをして対応する．
（拒否や抑止をすると，攻撃性が出る場合がある．）
また，話をしたいなど，心理的な要求が背景にある場合は，コミュニケーション
をとり精神的な安定を図る．
・特定のスタッフに固執するような場合は，担当をローテーションするなどして対
応する．

未然に防ぐためにはどうすればよかったか

・認知症に伴う行動，心理症状である BPSD（Behavioral and Psychological Signs
of Dementia）を理解する（しかし，すべての原因が BPSD によるものではない）．
・患者が要求すること，苦痛や不安を表現できず，暴言や暴力に現れることがある
ため，よく観察を行う．
・身体的要因や認知症症状の精神科治療薬剤による副作用の要因がないことを確認
する．
・患者にその気のない時に通院を無理強いさせている可能性がある場合は，生活パ
ターンに合わせる．
・行動を急がせるなどをせず，本人のペースや行動パターンに合わせる．

- 聞き慣れた音楽を流すなど，患者に環境を合わせる．
- 筆者が経験した例では，認知症患者が好みの研修医を診療室で発見し，その研修医が指示することでうまく行動誘導できたことがある．

知 識

　認知症に伴う行動・心理症状（BPSD）のため，他者への暴力・暴言・その他の不適切な行動が出現する場合がある．BPSD のさまざまな症状で妄想，幻覚，誤認，抑うつ，アパジー（意欲障害），焦燥，易怒性，徘徊，脱抑制，暴言・暴力等がみられる．事例のように易怒性がみられる原因として，認知機能低下の指摘，行動の抑止などが端緒となることも多い．暴言・暴力も自尊心を傷つけられた際や行動を抑止された場合に出現することが多い．また，脱抑制は，前頭葉機能低下による反社会的行動や視床下部，大脳辺縁系の障害による性的な逸脱行為が起こるとされる[1]．

　認知症患者では歯科治療や慣れない環境により不安を覚え，暴言・暴力が出現することも考えられ，患者を落ち着かせるための行動的介入や環境を作るなど適切に対応する．

　アルツハイマー病の興奮は状況依存的なものが多く，行動抑止，介助の際に本人にあらかじめ十分な説明をしていなかったときなどに起こり，結果として暴力行為に現れやすい[2]．また，認知症患者が介護等で身体に触る，指摘される，禁止されるなどの条件や時間帯により易怒性や攻撃性が出る場合は，介護者や家族から聞き取り把握しておく．

　認知症の進行により，前回できていたことが困難になる，理解していたことがわからなくなることがあるため，その都度，進行を確認していく必要がある．

　認知症や BPSD の薬剤的治療介入による副作用としての行動異常や，BPSD に含まれないせん妄により活動過剰型となり精神症状が出ている等もあるため，鑑別や原因については専門医に問い合わせる．

（小林清佳）

文 献

1）　梅垣宏行，葛谷雅文：認知症の治療 認知症患者の行動・心理症状への対応．臨牀と研究 91 (7)：57-61(919-923)，2014.

2）　高橋未央，山下功一，天野直二：アルツハイマー病の BPSD．老年精医誌 21(8)：850-857，2010.

164　第4章　事例と予防策

11　社会的な事柄と問題

1. 診療についての代諾を家族にもらったが, 本人が治療を拒否した

> **事　例**：軽度の認知症高齢者の歯科診療についての代諾を家族にしてもらった. 残根状態の歯を抜歯して, 義歯の修理をしようとしたが, 本人が抜歯そのものを拒否し, 診療ができなかった.

起きてしまったらどうするか

　基本的には, 認知症患者であっても, 診療行為に対することは本人からインフォームド・コンセント（この場合などは, インフォームド・アセントというレベルかもしれない）をもらうという原則を遵守することが肝要である.

知　識

　代諾とは, 本人の代わりに承諾すること. 特に, 法律行為や治療などにおいて, 本人に十分な判断能力が備わっていない場合に, 本人の代理として同意・承諾の手続きをすることとされている. しかし, 実際の場合には, 判断能力はあるが書類に記載できない場合にも代諾者が同意書に記載することもある.

　医療同意の一身専属性と代行決定

　医療行為の同意の法的性質は, 法律行為としての医療契約の申込とは異なり, 身上監護行為としての身体処分に関する意思決定行為であると理解されている. 身体への侵害の許可は, 一身専属性があり本人の意思決定が尊重され, 代理行為としての対象に馴染まないため, 医療行為の同意は代諾の問題にしばしばなる.

　医療に関する同意能力は, 必ずしも法的判断能力とは一致しないため, 法的判断能力がないとされていても, 医療同意に関する事項のすべての意思決定が不可能とはいえない. そのため, 必要とされる同意能力は,「特定の課題ごと」「時間の経過と共に」「選択の結果の重大性」に応じて変わるものであって, 同意能力は固定的であるものとは考えられない.

　本人の関係者は, 本人の意思決定について, 本人が意思決定できるように環境を整えて意思能力を引き出す支援を行い, 本人の意思決定を促し, それでも本人が意思決定できなかった場合には, 本人の意思決定に限りなく近い決定として, 本人のことを

よく知る者が代諾を行うこととなる.

　代諾については，支援者の考える合理的な代理決定ではなく，本人が決定し選択するであろうと思われる意思決定に限りなく近い決定を行うことが求められる．そのためにも代諾へのプロセスを明らかにする必要がある.

　同意能力はあるものの身体が不自由（視力障害で書類が見えない者や，筋萎縮性側索硬化症（ALS）などの四肢麻痺によりペンが持てない場合）なため，同意文書への自筆による日付の記入および署名ができない場合であっても，可能な限り記名押印にて本人の同意を取得することを勧める．このように署名できない場合で，代諾者が許可された場合には，代諾者が，患者氏名と日付等の患者に関する代筆と，代諾者欄への自分の氏名と日付を記載することになる．患者氏名を空欄とした場合，だれが患者であるか事後わからなくなる可能性もあり，代諾者が代筆者を兼ねて代筆することが合理的であるとされている.

　さらに，代諾者がいたとしても，同意時に代諾者が同席できない場合（高齢者施設入所により，受診は施設のスタッフが同席．代諾者は遠方に住んでおり，診察に同席できない）には，代諾者の署名が取れないために，治療が進められないことがある．このような場合には，立会人に同席してもらい，患者が十分な説明を受け，自由意思による同意を示したことを証するために，同意文書に立会人の署名（または記名押印）ならびに日付をもらう．さらに，同意文書の余白等へ患者の氏名，患者が自筆による署名ができない背景，患者と立会人との関係を立会人の方に補足追記してもらうことが望ましいと考えられる.

参考文献

1) 日本医療・病院管理学会学術情報委員会 編：医療・病院管理用語辞典（新版）．市谷出版，東京，2011.

166　第4章　事例と予防策

2. 高齢患者の自由診療の診療代の支払いを家族が拒否した

事　例：数年前に臼歯部ブリッジを本院で装着した高齢者が一人で来院して，本人の同意を得たうえで前歯部にメタルボンドを2歯入れの歯科診療を開始した．診療代の支払いは家族にしてもらうとのことであった．無事，装着した後，家族に連絡したところ，診療内容について聞いていないし，了解もできないと支払いを拒否された．

起きてしまったらどうするか

　歯科では，医療保険を用いないで，いわゆる自由診療を高齢者でも要望してくることがある．さらに，前述のように，身体への侵害の許可は，一身専属性があり本人の意思決定が尊重される．しかし，保険適応外診療となると，本人だけで解決がつく問題ではない金銭面での問題が出てくる．本人に支払い能力がないこともありうるので，特に，緊急性が低いことも多い自由診療には，慎重に臨む必要がある．

　一般に高齢患者本人から歯科診療に対する同意を得た場合でも，確認を含めて親族と相談し，了解を得た後に，診療を開始することが重要である．この点に配慮し，同意前に患者が相談できる適切な親族などとの十分な連絡が望ましいと考えられる．

知　識

　高齢者の歯科診療の場合，事前に親族等との確認が不十分であったり，先方との意思疎通がかけると，時として起こるのが，歯科医療費未払い（不払い）問題である．理由は種々あるが，支払う意思があるかないかで大きく分かれる．①親族等に全く支払う意思がない．②支払えない何らかの事情がある（支払いたくても支払えない）．上記の①・②により，対応は大きく異なる．

　一般の商取引であれば，代金を支払わなければ，販売やサービスの提供を取りやめるということは一般的であって，通常は販売やサービスの提供をストップしたところで特段の問題はない．しかし，医療という生命に直結したサービスについては，その性質上，一般の商取引と同じように考えることができない．

　まず，再三の催告にも関わらず，任意に支払ってもらえない場合や，全く支払う意思がない場合は，診療を拒否してもやむを得ない．ただ，患者の状態を最も優先して，歯科医師法第19条の「応召の義務」を考える必要がある．

　この点に関しては，「各都道府県知事あて厚生省医務局長通知　昭和24年9月10日病院診療所の診療に関する件」に一例として記載されている．「診療に従事する医師又は歯科医師は，医師法第一九条及び歯科医師法第一九条に規定してあるように，正当

な事由がなければ患者からの診療のもとめを拒んではならない．而して何が正当な事由であるかは，それぞれの具体的な場合において社会通念上健全と認められる道徳的な判断によるべきであるが，今ここに一，二例をあげてみると，（一）　医業報酬が不払であっても直ちにこれを理由として診療を拒むことはできない．」とされており[1]，この通知より，上記のとおり，医療費不払いは診療を拒む理由にならないと明記されている．

　実際に不払いが生じたとき，保険診療であれば，健康保険法第74条（第2項）や国民健康保険法第42条に規程がある[2]．医療費の不払いが生じたときの救済処置として規程された条項であるが，「平成20年　医療機関の未収金問題に関する検討会　厚生労働省国民健康保険課」の資料によれば，平成18年度中に保険者徴収実施件数は　請求件数159，実施件数86（文書77　電話3　訪問6　督促状2　財産調査1）（※複数回答あり），総回収金額33万4千円であり，ほとんど機能していない．

　健康保険法第74条には「善管注意義務」が明記されている．医療機関は善良なる管理者と同一の注意をもって回収の努力をしなければならず，それでもなお，回収が不能である場合にのみ，保険者徴収の申請ができるということになっている．医療費の回収には多大な労力が必要となり，救済制度も機能しているとまではいえない．　以上のような事情から，未収になる前の予防対策がかなり重要になると考えられている．そのため，診療実施前に十分に，確認等をしておく必要がある．

文　献

1)　厚生労働省：医療機関の未収金問題に関する検討会報告書．www.mhlw.go.jp/shingi/2008/07/dl/s0710-10b.pdf（2017年12月10日アクセス）

2)　社会歯科学会：第2章　歯科六法コンメンタール　6健康保険法コンメンタール．歯科六法コンメンタール　初版—歯科関連法規の逐条解説—，ヒョーロン，東京，2018．

168 　第 4 章　事例と予防策

3. 生活保護の高齢患者が来院した

> **事　例**：近所に住む高齢者が，生活保護の「受給証」を持参し，義歯の修理をして欲しいと来院した．

起きてしまったらどうするか

　医療扶助が受けられる医療機関は，緊急の場合等を除き指定医療機関であると規定されており，歯科診療所が「指定医療機関」であるか否かで対処が異なる．

　①指定医療機関でない場合：医療保険が使えないので自費診療になる．このようなケースは，患者本人が以下の手続きを知らないのか，あるいはかつて診療を受けていたので，来院した場合に起こる．

　②指定医療機関である場合：患者が健康保険証の代わりに，「医療券」を福祉事務所等で発行してもらい，診療所へ持参したときには，医療を提供することになる．

知　識

　平成 27 年度の生活保護の受給世帯数は約 162 万で，高齢世帯が約 80 万（49.5％）を占めており，世帯保護率は全世帯の 3.24％に比べ高齢世帯では 6.31％である．また，生活保護を受けた者約 221 万人のうち，医療扶助を受けた者は 178 万人（87.2％）であり，生活保護の高齢者が患者として来院することは，珍しいことではない．

　1）申請保護の原則

　生活保護を受給すると，健康保険証を保険者へ返却し，無保険の状態となる．そこで，生活保護の医療扶助で医療機関にかかるには，「医療券」が必要になる．

　患者は通院したい日と，通院したい医療機関を決め，医療券を手に入れるために，所管の福祉事務所等の生活保護の窓口に行く．窓口で担当ケースワーカーに，「こういった症状があって，○○病院に○月○日に通院したいと思うのですが」と相談し，必要書類に，通院する人の氏名，通院先，通院日，症状を記入申請する．すなわち，医療扶助は被保護者からの申請があってはじめて開始される．

　福祉事務所等では，医療扶助の申請を受理すると，医療の必要性を検討したうえで医療扶助の適用を決定し，その都度「医療券」等を発行する．

　医療券の発行方法は，2 通りある．

　①本人の申請によって発行される場合で，一般的には「かぜ」など数日の外来ですむときなどである．

　②医師の意見に基づいて医療券が発行される場合である．福祉事務所が交付する「医

療要否意見書」に，医師が病名や治療見込み期間を記入して提出し，これによって必要な期間の医療券を福祉事務所が毎月送ることになる．入院時や外来治療が継続するときは，この「意見書」の扱いになる．この医療券を医療機関の窓口に提出すると，医療保険適用内の医療については，一部負担金のない現物給付となる．

2）生活保護制度と医療受診・報酬請求

生活保護の窓口は，現住所を所管する福祉事務所の生活保護担当である．なお，福祉事務所は，市部では市が，町村部では都道府県が設置している．

生活保護は世帯単位で行い，世帯員全員が，その利用しうる資産，能力その他あらゆるものを，その最低限度の生活の維持のために活用することが前提で，扶養義務者の扶養は生活保護法による保護に優先するとされている．

生活を営むうえで必要な各種費用に対応して扶助が支給されるが，生活扶助，住宅扶助，教育扶助，医療扶助，介護扶助，出産扶助，生業扶助，葬祭扶助の8種がある．このうち，医療扶助と介護扶助の費用は，本人の負担はなく，現物給付した医療機関に全額支払われる．

医療扶助では，すべての疾病が対象となり，対象者は，福祉事務所長が医療扶助を行う必要があると認めた者，あるいは急迫した場合において福祉事務所長等が保護の必要があると認めた者である．医療扶助が受けられる期間は，生活保護を受給している期間である．

このように健康保険と異なり，生活保護の独特の方式である．生活保護では，いわゆる「保険証」のようなものは交付されていない．しかし，夜間・休日などで福祉事務所等が閉庁しているときや急病になり医療券等の発行がないまま医療機関等に受診する場合には，福祉事務所等から交付されている「受給証」（生活保護の受給を証明するもの）の提示により生活保護受給者は医療を受けることができる．患者がこの受給証を提示して受診したときは，医療機関は受給証に記載されている氏名，年齢，福祉事務所名等を確認のうえ診療することが必要である．この場合，医療券等は，患者から連絡を受けた後に，福祉事務所等が発行する．

医療券による診療報酬の請求手続については，「診療報酬の請求手続」を参照することとなっている．また，医療券は，福祉事務所等における支払済レセプトの点検により，疑義が生じ資格確認等の照会を行う場合に必要となることがあるため，福祉事務所等における確認作業が終了するまでの間，医療機関が保管することも必要である．

参考文献

1）厚生労働統計協会 編：2部5編 生活保護と生活困窮者の支援．国民の福祉と介護の動向・厚生の指標，増刊 64(10)：192-205，2017.

170   第4章　事例と予防策

4．何日も風呂に入っていないような不潔な高齢者が来院した

事　例：近くに昔から住んでいる一人暮らしの高齢者が，義歯が破損したので治して欲しいといって来院した．何日も風呂に入っていないような不潔状態であった．

起きてしまったらどうするか

　本人には，自分が不潔であるとの認識がない場合が多い．そのため，この状況を受け止めたうえで，基本的には，地域包括支援センターなど地域での高齢者の生活・権利擁護を行っている組織，あるいは地域の民生委員などと連携をとって対処することが必要である．

　まずは，いずれにせよ，歯科医師法に規定されている「応召の義務」に抵触するため，このことが理由で，診療の拒否はできない．

知　識

　高齢者をみていると，必ずといっていいほど出会う在宅高齢者の生活の悪化がある．それは，室内の散乱と衛生状態の悪化，食事内容の貧困・悪化，服装の状態の悪化，その他日常生活活動の自律性の後退などで，放置すれば，生活状態の一層の悪化，健康の悪化に至る危険のある事態である．

　これらは，生活後退と呼ばれるものである．生活後退とは，高齢者・障害者など生活障害がある人々の衣・食・住を中心とした基本的な生活の局面で現れる生活内容の貧困化・悪化および自律性の後退である．このプロセスの全体像はまだ解明されていないが，①本人に内在する問題，②家族・知人など介護者の問題，③生活手段の問題，④医療，保健・福祉サービスの問題，⑤地域・社会関係の問題，が原因となり，生活の縮小と低レベルでの均衡，そして閉じこもり・社会関係の縮小，が悪循環となりやがて生活後退に至るものと考えられている．

　1）被服における生活後退

　着替えを1カ月以上せず，その結果非常に不潔になっている．また，夏冬の入れ替えがされないこともある．被服には自らの文化と生活の意欲，社会関係の広がりが反映することもあり，しばしば生活の自律性の回復は，"なりふりかまわぬ"身なりから"小ぎれいな"身なりへの回復という形で確認できる．また，着脱，洗濯，繕い，収納，季節の入れ替えといった家政上の自律性は，住居条件によっても左右されるといわれている．

2）排泄問題における生活後退

排泄の困難性は機能的な問題と精神的な問題が背景にあるが，奇行としてとらえるばかりでなく，トイレの使いやすさの問題としても考える必要がある．尿失禁の場合，トイレが遠い，間に合わなくて漏らしてしまうことがあるが，本人がそのことを問題と感じている場合，向精神薬・眠剤など強い薬の副作用として失禁し，問題にするそぶりすら見せない場合など，原因や本人の態度はさまざまである．大便の場合，室内で排泄し隠してしまう“ろう便”など，明らかに「痴呆」症状として理解すべき問題もある．

3）入浴・清潔における生活後退

清潔の問題も，生活後退が顕著に現れる領域である．長期間入浴せず，きわめて不潔な状態である．清潔状態の悪さも深刻な生活後退の事例の一つである．“垢では死なない”といわれるが，「清潔」は皮膚のもつ機能を高め，本人の生活意欲を向上させる．しかし，逆に本人の ADL，健康状態，生活意欲は「保清」にあたって条件になる．自宅の風呂の有無，高齢者にとっての使いやすさは在宅介護の限界を左右する．公的ヘルパーの入浴介護の実績の有無，委託した入浴サービスの保障水準も在宅条件を左右する．近年，銭湯などの共同浴場の減少が在宅単身者に不便を与えているという社会問題もある．

以上のような事例に遭遇した場合は，地域包括支援センターなど地域での高齢者の生活・権利擁護を行っている組織と連携をとって改善を図ることが重要であろう．しかし，生活後退は人権問題であり，その解決方法から見て，個人問題ではなく，社会問題であるという認識が必要である．

（尾崎哲則）

参考文献

1) 小川栄二：高齢者世帯の生活後退と社会的孤立―「高齢者の援助拒否・社会的孤立・潜在化問題研究会」の研究内容から（特集 続・高齢者の生活と社会的孤立）．賃金と社会保障 No.1517 7 月上旬号：23-34，2010.

172　第4章　事例と予防策

12 在宅診療

1. 在宅酸素療法中の患者居室でボヤを起こしてしまった

> **事　例**：在宅酸素療法中の寝たきり患者に対する訪問診療で，義歯新製のため咬合採得を開始した．咬合床軟化のため歯科用トーチを患者の近くで灯火し作業していたところ，突然，術者の白衣に引火した．急いで白衣を手で叩いて消し止めたが，あわや火事になるところであった．

原　因

　在宅酸素療法を行っている患者に対する火気の使用注意を守っていなかったため，カニューレから流れる高濃度酸素がトーチの火と反応し，白衣などに引火した．

起きてしまったらどうするか

　火災発生の際は，初期対応の3原則である「通報」「初期消火」「避難」の順に行動する．「火事だ！」と大声で叫び，周囲に知らせると共に，119番通報する．初期消火は水，消火器のみならず，身近に火を叩き消すことができるものを活用する．火が天井にまで燃え移ったときは消火をあきらめ，早く逃げる．

　避難は当然，患者家族など関係者を優先するが，要介護者の避難支援は困難を極めることが予想される．以下に留意の上，人命を第一とする．

- ・煙に巻かれたり，火災の状況によっては逃げ場を失ってしまったりするので，迅速な避難指示・誘導が必要で，時間との勝負となる．
- ・姿勢を低くして，ぬれたハンカチやタオルを口と鼻に当て，煙を吸わないようにする．
- ・エレベータは使用せず，階段を使用する．
- ・延焼を少しでも抑えるため，ドアおよび窓は閉める．鍵はかけない．
- ・いったん避難したら再び中には戻らない．

未然に防ぐためにはどうすればよかったか

　酸素濃縮装置等の取扱説明書に記載されている通り，装置の周囲2m以内で火気を使用しない．咬合採得時に咬合床を歯科用トーチで軟化せず，ワックスを削るなどの

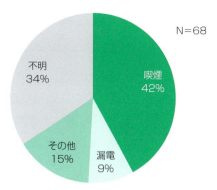

「その他」にはストーブ，線香，台所，ろうそく等が含まれる．
酸素供給装置が直接の火災原因となったことはない．

図1 在宅酸素療法に伴う火災事故原因別の分類
（平成15年～平成29年）
（日本産業・医療ガス協会 医療ガス部門まとめ）

形で実施する．

知識

　酸素は燃焼を助ける性質が強いガスである．このため，在宅酸素療法に使用する酸素濃縮装置，液化酸素および酸素ボンベ（以下「酸素濃縮装置等」という）については，その添付文書や取扱説明書等において，火気を近づけてはならない旨が記載されている他，酸素吸入時の火気の取扱いについて，一般社団法人日本産業・医療ガス協会がパンフレットや動画を作成・配布するなど，さまざまな注意喚起が実施されている[1]．

　しかしながら，酸素濃縮装置等を使用中の患者が，喫煙等が原因と考えられる火災により死亡するなどの事故が繰り返し発生している（図1）．在宅酸素療法用機器はポータブルタイプもあるので，火気を使用する歯科治療では，在宅のみならず外来診療でも厳重に注意する必要がある．

文献

1) 厚生労働省報道発表資料：在宅酸素療法における火気の取扱いについて（平成29年12月26日更新）http://www.mhlw.go.jp/stf/houdou/2r98520000003m15_1.html（2018年4月25日アクセス）

2. 寝たきり患者がシリコーン適合試験材を誤飲・誤嚥した

事　例：義歯不適合を訴える寝たきり患者に対し，シリコーン適合試験材による適合試験を実施した．義歯装着したところ硬化途中の適合試験材が床縁からはみ出し，咽頭に垂れ込んだ．術者が気づいて慌てて取り除こうとしたが，一部は咽頭側へ流入し，患者は咳き込みとともに苦悶様表情を呈した．

原　因

・適合試験材の使用量が多過ぎた．
・適合試験材硬化までの流動性に対する配慮が足りなかった．
・診察時の患者姿勢が咽頭流入しやすいものであった．

起きてしまったらどうするか

　直ちに義歯を外し，適合試験材が目視で確認できる場合，口外への除去を優先する．目視できない場合はやみくもに指で探ることはしない．咽頭流入したと判断した場合，極力力強い咳払いを指示する．ポータブルバキューム，吸引器があれば，同時に適合試験材の吸引を開始する．パルスオキシメータによるモニターは継続する．

　咽頭流入量が多く，誤嚥・窒息の可能性が高いと判断した場合，早急に腹部突き上げ法（ハイムリック法 p.72 参照）を開始し，異物除去されるか，意識消失まで継続する．意識消失の場合，心肺蘇生法の手順に切り替える．

未然に防ぐためにはどうすればよかったか

・適合試験材の使用量を最小限にとどめ，義歯床後方には使用しない．
・患者姿勢を極力アップライトさせ，かつ頸部伸展させないよう心がける．
・試験時に義歯後方床縁部を目視確認し，試験材がはみ出す場合は速やかにワッテ等で拭い取る．
・ペースト状適合試験材の使用を心がける．
・認知機能障害による意思疎通困難者では，適合試験を敢えて実施しないことも考慮する．

知　識

　咽頭流入しても，誤嚥に至らなければ腹部突き上げ法は必要ないが，適否の判断は難しい．まずは咳払い，吸引等により異物除去ができたかを患者表情やしぐさ，酸素飽和度モニターにより判断するべきであろう．

3. 含嗽時の誤嚥により，肺炎を発症してしまった

事　例：認知症があるが，普段から自力で含嗽を行っているため口腔衛生管理の際，含嗽を行わせた．外見上，異常なく終了したが，数時間後に高熱を出し，救急搬送された．食事前であったが誤嚥性肺炎との診断により入院となった．

原　因

・含嗽時の不顕性誤嚥による肺炎
・含嗽が日常的な行為であることによる安全性の過信
・患者の覚醒状態，体調の確認不足

起きてしまったらどうするか

肺炎発症後の含嗽は禁忌とし，代用手段として口腔ケア用ウェットティッシュによる清拭にとどめる．

未然に防ぐためにはどうすればよかったか

・覚醒状態，体調を確認し，不安定の場合は含嗽させない．
・含嗽時には口に含んだ水と同量の吐き出しがあるか確認する．
・含嗽後のムセ，声質・呼吸変化に注意する．

知　識

外見上自立しているようにみえるが，実際は ADL や機能低下が顕著な高齢者は少なからず存在する．このようなケースでは，食事時の自食困難，歯口清掃不十分などにより，むしろ全介助の者より QOL 低下，口腔疾患増悪などの課題を抱えることが多い．誤嚥リスクが高いにも関わらず日常的に含嗽が許可されることも，十分に懸念される．

含嗽による誤嚥リスク判断は介護者には難しく，歯科医療従事者によるサポートが求められる．含嗽後の誤嚥指標（ムセ，声質・呼吸変化）をもとに，必要により反復唾液嚥下テスト（RSST），改訂水飲みテスト（MWST），咳テストなどの摂食嚥下スクリーニング検査をも活用し，含嗽可否を口腔衛生指導に加えるのが妥当であろう．

176 第4章 事例と予防策

4. ベッド上寝たきり患者の姿勢変化時に意識喪失を引き起こした

事　例：ベッド上で寝たきりの糖尿病患者に対し，口腔衛生管理を行うためベッドを
ギャッジアップしようとした際，意識喪失した．すぐに安静臥位に戻しモニタリング下
で経過観察したところ平常時の状態に戻った．その後，臥位で口腔衛生管理を実施した．

原　因
・糖尿病性神経症により自律神経障害を呈し，起立性低血圧の意識喪失に至った．

起きてしまったらどうするか
　まずは安静臥位とし，姿勢変化のない状態を維持し，バイタルサインに問題ないこ
とを確認する．診察を続ける場合は，基本的に臥位で行える処置にとどめる．複数回
にわたり診察を継続する必要がある場合は，主治医へのコンサルテーションを行うと
ともに，低血圧症状を予防する姿勢を検索し，その姿勢で行いうる治療計画を立案する．

未然に防ぐためにはどうすればよかったか
・介護者が起立性低血圧を把握している場合が多く，事前情報に留意する．
・血糖値コントロール状況，生活習慣などの原因検索

知　識
　起立性低血圧は，臥位もしくは坐位から立位への体位変換時に急激に血圧が低下す
る症候群である．症状は，意識の遠のき，ふらつき，めまい，錯乱，霧視などが起立後数
秒から数分以内に起こり，臥位により速やかに消失する．患者によっては，転倒，失神，
さらには全身痙攣を起こす場合もある．起立性低血圧は医療機関を受診する高齢者の
5〜30％にみられるとされる[1-3]．血圧変化の代償機構が機能しない状態で，糖尿病に合
併することが多く，ほかに高血圧症，パーキンソン病や多系統萎縮症などでもみられる．
特に降圧剤を服用する高齢者の50〜65％に起立性低血圧がみられたとの報告もある[4]．

文　献
1) Masaki KH, Schatz IJ, Burchfiel CM, et al. : Orthostatic hypotension predicts mortality in el-
derly men : the Honolulu Heart Program. Circulation 98 : 2290-2295, 1998.
2) Tilvis RS, Hakala SM, Valvanne J, et al. : Postural hypotension and dizziness in a general aged
population : a four-year follow-up of the Helsinki Aging Study. J Am Geriatr Soc 44 : 809-814, 1996.
3) 藤田秀雄：低血圧の疫学．治療 92 : 2463-2468, 2010.
4) Poon IO and Braun U : High prevalence of orthostatic hypotension and its correlation with
potentially causative medications among elderly eterans. J Clin Pharm Ther 30 : 173-178, 2005.

⑫ 在宅診療 *177*

5. 嚥下内視鏡検査（VE）時に突然，患者が意識消失してしまった

事　例：食事中のむせを主訴に来院した患者に対し，嚥下内視鏡検査（VE）を適用した．患者は検査前から冷や汗をかき不安げであったが，内視鏡を挿入の上，テスト食を摂取させようとした時，突然意識を消失しその場に倒れこんだ．

原　因

・VE に対する過度な不安，恐怖，痛み，精神的ストレスによる血管迷走神経反射

起きてしまったらどうするか

直ちに検査を中止して，速やかに仰臥位にする．多くは経過観察で回復する．しかし，急激な血圧低下に伴う合併症，脳梗塞や虚血性心疾患が起こりうるので細心の注意を払う．

未然に防ぐためにはどうすればよかったか

・検査前に血管迷走神経反射の既往を確認する．
・検査を通じて患者とコミュニケーションを十分にとり，リラックスさせる．
・検査時の円滑な機器操作を徹底し，極力痛みを与えない．
・検査を短時間で実施する．

知　識

血管迷走神経反射は，自律神経系の突然の失調により血圧や心拍数が低下し，脳血液循環量が確保できないために，失神やめまいなどの症状が起こる．長時間の立位，温暖下での激しい運動，恐怖感や情緒的不安定，激しい痛みなどによって誘発される．極端な場合は失神（意識喪失）が起こるが，失神の前兆としては，ふらふら感，虚弱感，発汗，視野のぼけ，頭痛，吐き気，熱感や寒気などを認める．また，顔色が悪くなったり，あくび，瞳孔の拡大，落ち着きがなくなることもある．

失神を起こした場合，他の原因による失神の可能性もあるので必要に応じて，心電図，ホルター心電図（24〜48 時間着用する心電図），脳波検査，心エコー，脳の MRI（核磁気共鳴画像）などの検査が行われる．血管迷走神経反射による失神を強く疑うと，60〜70 度程度に傾斜して行う，「ティルトテーブルテスト」という検査を行うこともある．

（石田　瞭）

13 災害時の歯科診療

1. 災害発生後，施設入所の患者が肺炎で死亡してしまった

事　例：震度 6 強の地震が発生．普段から協力歯科医師として関わる施設の患者が発熱して意識レベルが低下し病院に入院したが，死亡した．家族の申請により後に災害関連死の認定を受けた．

原　因

・免疫力低下
・口腔清掃不良
・口腔内細菌の増加
・嚥下障害（誤嚥）

起きてしまったらどうするか

歯科医師本人あるいは歯科医院が被災している場合には訪問して施設に関わることは困難かもしれないが，被災の程度が軽微な場合には施設入所者の口腔管理を実施し肺炎の予防に努めることは災害時の支援として重要である．しかし，低栄養，免疫力の低下した高齢者は環境の変化に対して脆弱であり容易に肺炎を発症するため，発熱や意識障害などの症状を発見した場合にはただちに病院に搬送すべきである．さらに，被災地外への移送が必要と判断した場合には，医師との連携のもとにその手配を進めることも必要になる．

未然に防ぐためにはどうすればよかったか

施設入所者の口腔機能管理を行うのが協力歯科医師の仕事である．災害時は平時よりも肺炎が増加しやすい環境であり，被災地の高齢者はすべて肺炎の予備群であると考えておく必要がある．特に施設入所の高齢者は何らかの疾患を抱えている場合が多く，肺炎のリスクは高い．にもかかわらず，福祉避難所に指定されていない施設では支援物資の優先的な供給がない．そのため，平時からの口腔ケア用品の備蓄と災害時こそ徹底した口腔清掃が求められる．また，介護者も被災するため発災後 2 週間以内に歯科衛生士などの専門ボランティアの継続的な派遣を開始することも必要である．

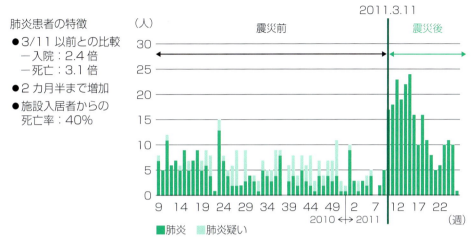

図1 東日本大震災時の肺炎による気仙沼市内3病院における入院患者数の発症週別推移
(文献1)から作図)

知識

過去の大規模災害時においては災害関連疾患が発生し,なかでも肺炎が増加した(図1)[1].大規模な災害が発生すると住民はあらかじめ指定された避難所(指定避難所)に収容される.しかし,避難所の環境は劣悪であり,高齢者や障がい者など配慮を要する人たち(災害時要援護者)にとっては厳しい生活を強いられることが多い.そのために持病が悪化して死亡に至る災害関連死を発症することが少なくない.通常,要援護者は速やかに福祉避難所に移送することが義務付けられているが,指定されていない施設は支援物資の供給リストから抜け落ちることがある.また,指定された福祉避難所であっても元からの入所者がおり,そこに移送された被災者が加わることで相対的に介護力が低下するため口腔清掃がおろそかになることがある.

阪神・淡路大震災では,肺炎による死亡者の平均年齢は平時よりも低かったという[2].平時では死なないような年齢の方まで亡くなったということだ.東日本大震災では施設からの肺炎による死亡率が高かったと報告されており[1],福祉避難所にこそ歯科衛生士や栄養士による専門的支援が必要である.

文献

1) Hisayoshi Daito, et al.:Impact of the Tohoku earthquake and tsunami on pneumonia hospitalisations and mortality among adults in northern Miyagi, Japan:a multicentre observational study. Thorax Online First, published on February 19, 2013.
2) 石原享介,藤井 宏,渡邊勇夫ほか:阪神・淡路大震災後の神戸市域における呼吸器疾患の動向—市内8病院へのアンケート調査結果から.呼吸 15(1):93-98, 1996.

180 第4章 事例と予防策

2. 避難所の巡回歯科診療で被災者が口をあけてくれない

事　例：大規模な地震災害で避難した人たちが収容されている指定避難所で歯科医療支援活動を行った．保健室に歯科救護所を設置したが受診者が少ないので，直接被災者の居住スペースに入ってニーズを探ることにしたが，避難者はなかなか口をあけて見せてくれない．

原　因

・災害によるストレス
・衆人の中での検診（プライバシーが確保できていない）
・被災者の理解不足（理解を得るための支援者の努力不足）

起きてしまったらどうするか

　被災者が口をあけてくれないときには，強引に開口を強要するのではなく，災害時の口腔ケアを含む口腔機能管理が関連死，特に肺炎の予防に有効であることをていねいに説明して，信頼関係の構築に努める．

未然に防ぐためにはどうすればよかったか

　口腔内を歯科医師といえども他人に見せることは，ハードルが高いと思われる．被災者の心情を考慮した事前の説明により理解を十分に得ておくことが求められる．東日本大震災の被災者支援に参加したあるチームの構成は，歯科医師，看護師（災害認定），歯科技工士の3人であったが，看護師の「大変でしたね」という声掛けから始まり，生活の困難さや全身状態の聞き取り，血圧測定などの一連のやり取りの中でさりげなく口腔の困りごとについて聴くとスムーズに義歯の不調などの訴えを引き出すことができ，義歯の調整につなげることができたという．

　大きなストレスを抱えた被災者は何らかの体の不調や困りごとを抱えていることが多い．いきなり口腔のことを切り出すのではなく，生活や全身の問題から切り出すなどの配慮が必要である．

知　識

　阪神・淡路大震災において「こころのケア」の重要性を訴えた，中井久夫神戸大学精神科教授（当時）は，著書『1995年1月・神戸―「阪神大震災」下の精神科医たち』[1] で，被災者のそばにいることの重要性を「プレゼンス（presence）」という言葉

を使って述べている．被災者は，支援者がそばにいてくれたり声をかけてくれたりするただそれだけのことで，自分は忘れられた存在ではないということを実感するのだという．被災者に寄り添うということは，話をしたり聴いたりしなくてもよい，「ただそばに居ること」が重要なのだと．

一方で，被災者のプライバシー確保は重要な問題である．1995年の阪神・淡路大震災以来，中越地震（2004年），東日本大震災（2011年），熊本地震（2016年）に至る約20年間，避難所の劣悪な環境はほとんど変わっていない．プライバシーの確保については進歩はしているものの快適に過ごせるというものではない．国の施策として本気の災害対策が必要である．

さらに歯科医学教育のなかで災害医学の占める割合が非常に少ないことも歯科支援の在り方と無関係ではない．医学教育，看護教育に比較して災害に関する授業が極端に少ない中で，被災者の心情までも配慮した支援を遂行するための教育はほとんどなされていないのが現状である[2]．

東日本大震災では，在宅診療を多く経験しているという観点で支援団体の要請を受け入れた歯科医師会があったと聞く．筆者の経験でも阪神・淡路大震災時の支援の中で訪問歯科診療の経験者が大きな力を発揮したことを鮮明に記憶している．

文　献

1)　中井久夫 編：1995年1月・神戸―「阪神大震災」下の精神科医たち．みすず書房，東京，1995．
2)　日本災害時公衆衛生歯科研究会 編：災害時の歯科保健医療対策．一世出版，東京，202-205，2015．

182　第4章　事例と予防策

3. 未明の地震のため義歯を持ち出すことができなかった

> **事　例**：関東地方に発生した直下型地震．地震発生時間が午前4時だったため義歯を
> 持ち出せなかった人が多くいた．避難所の冷えた固いおにぎりを食べられず，ふらふら
> になって救護所を受診した．

原　因

・義歯を外して寝ていた．
・外した義歯を枕元に置いていなかった．
・就寝時の義歯装着・非装着に関する指示が個別的な対応になっていなかった．

起きてしまったらどうするか

　普段義歯を装着している人がいきなり義歯をなくしてしまうと，大きな障害をもつ
ことになる．欠損歯が多ければ多いほどその障害は大きいものとなる．たとえば，上
下顎が総義歯の場合，咀嚼障害のみならず摂食・嚥下障害に直結する．したがって，
義歯を紛失した人には個別対応として咀嚼が不要な柔らかい食事，とろみをつけるな
ど飲み込みやすい形態に調整した食事を提供することが必要である．しかし，災害初
期においてはそのような対応は困難であるため，おにぎりを水に浸して柔らかくして
飲み込む等の対応策が考えられるが，咀嚼障害や嚥下障害のための保存食を常備して
おくこと以外に効果的な方策はない．早期の外部支援により調整食の提供が可能にな
るようなシステムの構築が望まれる．

未然に防ぐためにはどうすればよかったか

　無歯顎や1, 2本の残存歯の場合，義歯がないことによる障害は大きい．義歯は咀嚼
だけでなく嚥下にとっても重要な補助具である[1]ことを，義歯使用者に理解してもら
うことが必要である．特に災害の初期，サバイバルな時期を生き抜くためには「食べ
る」ことが重要であることを見据えた義歯管理指導が，災害大国である日本では必須
であると考えられる．

　就眠時の義歯装着には異論も多いが，夜間の唾液嚥下にとって必要とする意見もあ
る．画一的に義歯を外して寝ることを推奨するのではなく，嚥下障害の有無や顎位の
状態に応じて個別的な指導が必要であると考える．また，非装着であっても非常時に
備えて枕元など手の届く範囲に置いてすぐに持ち出せるように配慮しておくことも推
奨すべきであろう．

表1　阪神・淡路大震災における被災者の歯科疾患内訳

	平成5年患者統計 ×1000人（%）	阪神・淡路大震災 n＝4,269人（%）
歯牙疾患	815.1（64.8）	1,765（41.3）
歯周疾患	133.8（10.6）	414（ 9.7）
歯性感染症	32.2（ 2.6）	511（11.9）
粘膜炎（口内炎）	0.0（ 0.0）	54（ 1.3）
外傷	4.1（ 0.3）	85（ 2.0）
義歯関連疾患	253.6（20.1）	1,329（31.2）
その他	20.1（ 1.6）	111（ 2.6）

（文献2）より改変）

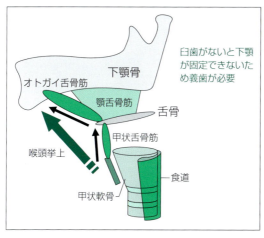

図1　喉頭挙上のメカニズム
　　：義歯の必要性

知　識

　災害時の義歯のトラブルは少なくない．兵庫県病院歯科医会が阪神・淡路大震災時，被災者に実施した歯科診療からの疾患分類の調査では，義歯に関する病名が3割を占めた[2]（表1）．

　嚥下運動における喉頭挙上においては，舌骨上下筋群の収縮による甲状軟骨（喉頭）の前上方への引き上げが必要であり，そのためには下顎骨が固定されていることが重要になる（図1）．義歯が嚥下のための補助具でもある所以である．

文　献

1) 足立了平：一歩進んだ口腔ケア．金芳堂，京都，155-160，2010．
2) 兵庫県病院歯科医会 編：阪神・淡路大震災と歯科医療．兵庫県病院歯科医会，兵庫，29，1996．

4. 口腔がん術後の患者が避難所の食事でむせてしまった

事　例：九州中部で震度 7 の大地震が発生し，2 週間後に巡回診療班として歯科診療支援に参加した．市民体育館では約 300 人の被災者が避難生活を送っており，歯科相談中に 10 年前に右上顎がんの手術（上顎骨半側切除）を受けたという 75 歳の老婦人がいた．「手術部位をふさぐ義歯を入れており自宅ではとろみ食で問題なく嚥下できていたが，避難所の食事はパサパサなのでよくむせる」と相談された．

原　因
- 口腔がん手術による器質性咀嚼障害
- 嚥下障害
- 咀嚼，嚥下しにくい食形態
- 誤嚥しやすい食事姿勢

起きてしまったらどうするか

　上顎骨の切除部分に装着した顎義歯の適合状態を確認し，問題があれば調整，修理を行う．避難所に保健師や栄養士などが常駐していれば以下のような個別的な対応を依頼する．
1. とろみ食などの嚥下しやすい形態の食事提供を依頼する．
2. 椅子と机を用意し食事しやすい姿勢がとれる環境をつくる．
3. できるだけ早急に被災地外の福祉避難所（高齢者施設）に移送させる．

未然に防ぐためにはどうすればよかったか

　配慮を要する人への災害時の支援は困難であることが多い．災害時要援護者支援条例を制定している自治体は増加しているが，実際に災害が発生した場合の運用は容易ではない．このような条例や考え方を広く普及させ，一般市民の理解を得ておくことが必要である．平時は本人や支援者の努力によって不自由なく生活できていても，災害によりその支援が受けられなくなると同時に生活に支障をきたすようになる．特に肺炎は高齢者にとって死に値する疾患であるため誤嚥を防ぐ食支援は必須である．脳卒中後遺症や認知症など嚥下困難な被災者は少なくない．前項に記述した 1〜3 に加えて，避難所の運営者や支援者がこのような障害を容易に把握できるシステムを構築することが重要であり，その点を指摘するのは食の専門家である歯科医療者の務めであろう．また，嚥下食の備蓄も緊急時の備えとして有用である．

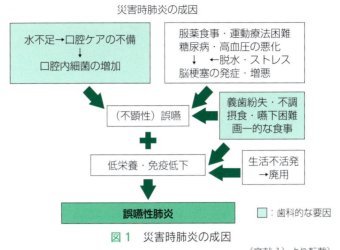

図1 災害時肺炎の成因

（文献1）より転載）

> **知　識**

　事例は，平成28年4月に発生した熊本地震の避難所で実際に遭遇した上顎がん術後の被災者である．避難所の食事は画一的なものであるが，個別な対応について保健師と栄養士に相談したところ，他にも同様の対応が必要な被災者がいるので特別に対応するという回答を得た．過去の災害支援の中で初めての経験であった．

　図1のように，肺炎は多くの交絡因子によって発症するため口腔という局所的な支援だけでは不十分である[1]．服薬指導や生活指導による糖尿病，高血圧のコントロール，生活不活発病，嚥下障害などの対応や予防は重要であり，医科・歯科だけでなく福祉などの多職種連携による支援が必要となる．

　また，障害をもつ人たちからは「すべての人を平等に扱う避難所での生活は非常に厳しい」という声を聞く．従来の災害支援は「大量・一斉・公平・画一」な支援が原則であったが，障害をもつ人とない人，20歳の若者と80歳の高齢者を平等に扱うことは決して公平ではない．今後の新しい支援の在り方としては，「個別・適時・優先的・多様」というキーワードがあげられている．生活の上で特別に配慮を要する人たちを含むあらゆる人が排除されないインクルーシブな災害支援が求められている．

（足立了平）

文　献

1）足立了平，岸本裕充，門井謙典：大規模災害における気道感染予防の重要性．日口腔感染症会誌 19(1)：2-10，2012．

索　　引

【あ】

アクシデント　2
アスピリン喘息　43
アドレナリン　75
アナフィラキシー　74
アナフィラキシーショック　74
アルツハイマー病　35, 146

易感染性　130
意識障害　67
意識消失　177
意識喪失　176
意識レベル　132
一次救命処置　70, 132
医療機能情報提供制度　23
医療券　168
医療事故　2
医療事故情報収集等事業　4
医療事故調査・支援センター　3, 91, 92
医療事故調査制度　89
医療事故調査等支援団体　91
医療情報ネット　23
医療同意権　17
医療扶助　168
医療面接　26
医療有害事象　2
インシデント　2
院内感染予防　79
インフォームド・コンセント　151, 154, 164

植込み型除細動器　64, 65

嚥下障害　184

オレンジプラン　34

【か】

介護保険施設　17
介護老人保健施設　19
改正個人情報保護法　155

顎関節脱臼　53
加齢　9
感染性心内膜炎　64, 65
感染予防　79
感染予防対策　79

義歯　182
気道閉塞　72
基本チェックリスト　26
急性冠症候群　63
狭心症　62
虚血性心疾患　62
起立性低血圧　68, 144, 145, 176
起立性低血圧症　52

空腹時血糖　58
車椅子　138
クレアチニンクリアランス　55

経皮的動脈血酸素飽和度　136
血管迷走神経反射　177
現病歴　30

誤飲　5, 53, 99, 114, 116, 118, 122
抗がん薬　47
抗凝固薬　46
抗菌薬　41
口腔がん手術　184
高血圧症　60
抗血小板薬　46
高血糖　58
高血糖性高浸透圧昏睡　59
後出血　126
行動調整法　84, 85
行動変容法　86, 157
絞扼反射　99
高齢者虐待　21
高齢者総合機能評価　10, 29
高齢者の安全な薬物療法ガイドライン　48
高齢者の多様性　10

誤嚥　5, 53, 72, 99, 114, 118, 122, 175, 184
誤嚥性肺炎　73, 175
個人情報保護法　154
骨吸収抑制薬　128
骨折　54
骨粗鬆症　128

【さ】
災害医学　181
災害関連死　178
災害時要援護者　179
在宅酸素療法　172
在宅歯科医療　79

糸球体濾過率　55
姿勢反射障害　143
失神　68, 177
指定医療機関　168
死亡事故　2
習慣性脱臼　53
周辺症状　157
消炎鎮痛薬　43, 124
消化性潰瘍　124
笑気吸入鎮静法　86
食支援　184
新オレンジプラン　34
腎機能低下　55
心筋梗塞　63
人工透析　55
人工ペースメーカ　65
浸潤麻酔　106
人身事故　2
心臓突然死　64
身体拘束　83
身体拘束禁止の対象　83
身体拘束の三原則　84
心停止　70
心電図　137
心肺蘇生　70
心肺停止　70
診療体位　52

スキンテア　148
すくみ足　143
スタンダード・プリコーション　79

ステロイド性骨粗鬆症　46

生活機能障害度　142
生活後退　170
生活保護　168
生活保護制度　169
成年後見制度　16
生理的老化　9
全身性炎症反応症候群　131
せん妄　67, 87

損傷　108

【た】
対診　32
対診書　32
代諾　164
代諾者　153, 164
多剤併用　41

地域包括支援センター　170
知覚過敏　104
知覚過敏抑制剤　105
窒息　5, 72, 134
窒息のサイン　135
中核症状　36, 38, 157
直接経口抗凝固薬　127

低血糖　58
電気メス　65
電磁干渉　65
転倒　5, 140, 142
転落　5, 141

同意書　150, 153
同意能力　152
透析　56
糖尿病　58
糖尿病性ケトアシドーシス　59
糖尿病性神経障害　59
糖尿病性腎症　59
糖尿病性網膜症　59
特別養護老人ホーム　17
とろみ食　184

【な】
難聴　158

二次性高血圧　60
日常生活動作　29
日本医療安全調査機構　3
日本医療機能評価機構　3
任意後見制度　16
認知症　162
認知症施策推進総合戦略　34
認知症の診断基準　35

【は】
パーキンソン病　142, 145
肺炎　179
敗血症　131
背部叩打　73
ハイムリック法　72, 134
白衣（性）高血圧　61
8020運動　34
抜歯後出血　112
パルスオキシメータ　136, 137

皮下気腫　53, 110
皮下血腫　54
非ステロイド系消炎鎮痛薬　43, 124
ビスフォスフォネート薬　47
皮膚裂傷　148
標準予防措置策　79
病的老化　9

不安軽減法　85
不安定狭心症　63
腹部突き上げ法　72
服薬アドヒアランス　41, 130
不顕性誤嚥　93
フレイル　52
プロトロンビン時間国際標準比　47

閉塞性動脈硬化症　59
併用禁忌薬剤　44
ペースメーカ　65

傍骨膜麻酔法　107
法定後見制度　16

暴力行為　146
保険適応外診療　166
本態性高血圧　61

【ま】
慢性腎不全　55, 56

めまい　144
メンデルソン症候群　73

【や】
薬剤関連顎骨壊死　46
薬物相互作用　44, 126

要配慮個人情報　20, 155
抑制　83, 156
予約　160

【ら】
ラテックスアレルギー　74

リライニング　102

レビー小体型認知症　35

老化　9
老年症候群　12
ロコモティブシンドローム　52

【わ】
ワルファリン　126
ワルファリンカリウム　47

【欧文】
AD　36, 146
ADL　29
Alzheimer's Disease　35

Behavioral and Psychological Symptoms
　of Dementia　36
BLS　70, 132
BPSD　36, 146, 157, 163

Ccr　55
CGA7　10, 29

CKD　55
Comprehensive Geriatric Assessment　10
CPR　70

DAM-5　35
Dementia with Lewy Bodies　35
DLB　35
DNAR　70
DOAC　127

FAST　36
Functional Assessment Staging　36

GCS　132
GFR　55
Glasgow Coma Scale　132

Hoehn-Yahr 重症度分類　142

ICD　64, 65

Japan Coma Scale　67, 132
JCS　132

MRONJ　46

NSAIDs　43, 48, 124

PT-INR　47, 127

SIRS　131

編集・執筆

羽村　　章（日本歯科大学生命歯学部高齢者歯科学）
安藤　文人（日本歯科大学生命歯学部歯学教育支援センター）

執筆（50音順）

足立　了平（神戸常盤大学短期大学部口腔保健学科）
石垣　佳希（日本歯科大学附属病院口腔外科）
石田　　瞭（東京歯科大学摂食嚥下リハビリテーション研究室）
尾崎　哲則（日本大学歯学部医療人間科学分野）
小林　清佳（日本歯科大学附属病院歯科麻酔・全身管理科）
下山　和弘（東京医科歯科大学歯学部）
須田　牧夫（日本歯科大学附属病院口腔リハビリテーション科）
髙井　良招（朝日大学名誉教授，髙井外科DENTAL）
髙橋　一也（大阪歯科大学高齢者歯科学講座）
田中　　彰（日本歯科大学新潟生命歯学部口腔外科学講座）
平野　浩彦（東京都健康長寿医療センター歯科口腔外科）
深山　治久（東京医科歯科大学大学院医歯学総合研究科　麻酔・生体管理学分野）

高齢者歯科の医療事故防止―適切な対応とは何か―

2018年10月22日　第1版・第1刷発行

　　　　　　　　　　　　　　編　著　羽村　章／安藤文人
　　　　　　　　　　　　　　発　行　一般財団法人　口腔保健協会
　　　　　　　　　　　　　　〒170-0003　東京都豊島区駒込1-43-9
　　　　　　　　　　　　　　振替00130-6-9297　電話（03）-3947-8301
　　　　　　　　　　　　　　　　　　　　　　　FAX（03）-3947-8073

乱丁・落丁の際はお取り替えいたします．　　　　　　　印刷／教文堂・製本／愛千製本

Ⓒ Akira Hamura, et al. 2018. Printed in Japan
ISBN978-4-89605-350-0 C3047

本書の内容を無断で複写・複製すると，著作権・出版権の侵害となることがありますので御注意下さい．
JCOPY ＜(社)出版者著作権管理機構　委託出版物＞
本書の無断複写は著作権法上での例外を除き禁じられています．複写される場合は，そのつど事前に(一社)出版者著作権管理機構（電話 03-5244-5088, FAX 03-5244-5089, e-mail:info@jcopy.or.jp）の許諾を得て下さい．